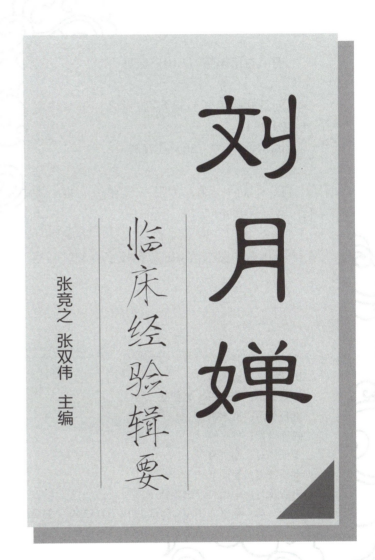

刘月婵
临床经验辑要

张竞之 张双伟 主编

·广州·

版权所有　翻印必究

图书在版编目（CIP）数据

刘月婵临床经验辑要/张竞之，张双伟主编. —广州：中山大学出版社，2021.10

ISBN 978-7-306-07252-8

Ⅰ. ①刘…　Ⅱ. ①张…②张…　Ⅲ. ①中医临床—经验—中国—现代　Ⅳ. ①R249.7

中国版本图书馆 CIP 数据核字（2021）第 130244 号

出 版 人：王天琪
策划编辑：嵇春霞　鲁佳慧
责任编辑：罗永梅
封面设计：曾　婷
责任校对：谢贞静
责任技编：靳晓虹
出版发行：中山大学出版社
电　　话：编辑部 020-84111996，84113349，84111997，84110779
　　　　　发行部 020-84111998，84111981，84111160
地　　址：广州市新港西路 135 号
邮　　编：510275　　　传　真：020-84036565
网　　址：http://www.zsup.com.cn　　E-mail：zdcbs@mail.sysu.edu.cn
印 刷 者：广州市友盛彩印有限公司
规　　格：787mm×1092mm　1/16　13 印张　231 千字
版次印次：2021 年 10 月第 1 版　2021 年 10 月第 1 次印刷
定　　价：56.00 元

如发现本书因印装质量影响阅读，请与出版社发行部联系调换

本书编委会

主　编　张竞之　张双伟
副主编　张　洁　曹明满
编　委　刘　彬　谭永振　陈俊邦　陈　思　陈婷芳
　　　　　　曾科峰　谭章斌　徐由财　邓穗辉　丁文俊
　　　　　　李华锋　区鸿斌　王蔚琳

序

名老中医的学术思想和临证经验是中医经典理论、前人学术经验与当今临床实践相结合的典范，对其进行学习与传承，不仅能丰富中医学的理论体系，还能推动中医学术的发展进步，更好地满足不同时代的临床需要。名老中医的学术思想和诊疗经验是中医药行业的宝贵财富，也是中医药学术传承的重要组成部分。

刘月婵，主任医师，毕业于广州中医学院，从事中医临床医疗工作40余年。如今她年逾古稀，仍坚持在门诊为患者服务。她勤求博采，撷取精华，既善于研究中医经典，亦善于吸取各家之长，注重中医理论的继承和创新，擅长治疗呼吸道疾病、消化道疾病、儿科疾病、妇科疾病、皮肤疾病等各类疾病，尤其在肿瘤康复治疗方面有自己的独到见解。她主张临证应辨病与辨证相结合，治标与治本相结合。强调"以法统方"，选方用药必须紧扣病机，因证立法，依法选药，灵活加减化裁，做到法依证立，方随法出，病机方药高度一致。她认为临床辨证是基础，治法是辨证的结果，指导临床遣方用药。其治法简明，方药平正，匠心独具，常获桴鼓之效。

刘月婵在繁重的临床诊疗工作之余，还承担中医药学术经验和技术专长的传承工作，是第五批、第六批全国老中医药专家学术经验继承工作指导老师。她通过门诊诊疗、专题讲座等形式，毫无保留地将自己的临床实践经验、辨证论治方法、遣方用药思路系统地传授给学生，为探索中医药诊疗疾病经验和学术思想传承，培养高层次中医药人才发挥了重要作用。

医之有案，犹国之有史。将医家学术见解和临床经验系统地研究整理，对我们更准确和客观地掌握疾病的规律、立法处方、诊断治疗具有重要的意义。本书详细介绍了刘月婵临床学术思想及其运用中医药理论对临床各科病证进行诊治的独到诊疗经验，尤其是在辨证、立法、处方、经验用药等方面。在此，我们对她毫无保留的奉献深表敬佩。希望本书能为广大中医药工作者所喜爱，共同推动刘月婵主任医师的学术思想和经验的传承、发扬和创新。

目 录

第一章 学术思想 ………………………………………………… 1

第一节 肺病（咳嗽）论治学术思想 …………………………… 1
一、《黄帝内经》对本病的认识 ……………………………… 1
二、后世医家在《黄帝内经》理论指导下的应用发挥 ……… 2
三、后世医家治疗咳嗽的各家学说 …………………………… 3
四、咳嗽治法 …………………………………………………… 4

第二节 心脑病论治学术思想 …………………………………… 6
一、胸痹心痛 …………………………………………………… 6
二、心悸 ………………………………………………………… 11
三、心力衰竭 …………………………………………………… 15
四、眩晕 ………………………………………………………… 19
五、中风 ………………………………………………………… 23

第三节 脾胃病论治学术思想 …………………………………… 28
一、痞满 ………………………………………………………… 28
二、胃脘痛 ……………………………………………………… 33

第四节 妇科病论治学术思想 …………………………………… 36
一、妇科病常见病种 …………………………………………… 36
二、常见妇科病的病名沿革 …………………………………… 36
三、妇科病的病因病机 ………………………………………… 37
四、妇科病的治法 ……………………………………………… 48

第五节 肿瘤病论治学术思想 …………………………… 50
　一、肿瘤的病名沿革 ………………………………… 50
　二、肿瘤的鉴别诊断 ………………………………… 51
　三、肿瘤的病因病机 ………………………………… 52
　四、肿瘤的治疗原则 ………………………………… 57
　五、恶性肿瘤的中医分期治疗 ……………………… 58
　六、肿瘤的治疗经验 ………………………………… 61

第六节 皮肤杂病论治学术思想 …………………………… 65
　一、痤疮 ……………………………………………… 65
　二、带状疱疹 ………………………………………… 68
　三、湿疹 ……………………………………………… 71
　四、荨麻疹 …………………………………………… 73

第二章　特色经验用药 …………………………………… 77
第一节 肺病（咳嗽） ……………………………………… 77
第二节 心脑病 ……………………………………………… 81
　一、胸痹心痛 ………………………………………… 81
　二、心悸 ……………………………………………… 83
　三、心力衰竭 ………………………………………… 84
　四、眩晕 ……………………………………………… 85
　五、中风 ……………………………………………… 87
第三节 脾胃病 ……………………………………………… 89
　一、痞满 ……………………………………………… 89
　二、胃脘痛 …………………………………………… 91
第四节 妇科病 ……………………………………………… 94
第五节 肿瘤病 ……………………………………………… 101

第六节　皮肤杂病 ……………………………………… 108
　　一、痤疮 ………………………………………………… 108
　　二、带状疱疹 …………………………………………… 111
　　三、湿疹 ………………………………………………… 114
　　四、荨麻疹 ……………………………………………… 117

第三章　临证医案 ……………………………………… 121
第一节　肺病（咳嗽）…………………………………… 121
第二节　心脑病 …………………………………………… 133
　　一、胸痹心痛 …………………………………………… 133
　　二、心悸 ………………………………………………… 135
　　三、心力衰竭 …………………………………………… 137
　　四、眩晕 ………………………………………………… 139
　　五、中风 ………………………………………………… 141
第三节　脾胃病 …………………………………………… 144
　　一、痞满 ………………………………………………… 144
　　二、胃脘痛 ……………………………………………… 146
第四节　妇科病 …………………………………………… 151
　　一、滥用抗生素导致菌群失调后外阴瘙痒病 ………… 151
　　二、反复人流后带下病 ………………………………… 152
　　三、多囊卵巢导致月经后期 …………………………… 153
　　四、绝经前后诸症 ……………………………………… 154
　　五、不孕症 ……………………………………………… 155
　　六、不育症 ……………………………………………… 156
　　七、痛经 ………………………………………………… 157
　　八、胎动不安 …………………………………………… 158
　　九、产后发热 …………………………………………… 159
　　十、黄褐斑 ……………………………………………… 161

第五节　肿瘤病 ·· 163
　　一、乳腺癌 ··· 163
　　二、肝癌 ·· 164
　　三、胃癌 ·· 165
　　四、结直肠癌 ·· 166
第六节　皮肤杂病 ·· 168
　　一、痤疮 ·· 168
　　二、带状疱疹 ·· 171
　　三、湿疹 ·· 175
　　四、荨麻疹 ·· 178

第四章　学术成果 ·· 183

第一节　工作室成员科研项目（2016—2021 年） ············· 183
第二节　工作室成员研究成果（2016—2021 年） ············· 185
　　一、外文期刊 ·· 185
　　二、中文核心期刊 ·· 189
　　三、专利 ·· 190

参考文献 ·· 191

后　记 ·· 198

第一章 学术思想

第一节 肺病(咳嗽)论治学术思想

一、《黄帝内经》对本病的认识

《黄帝内经》(后文简称为《内经》)对咳嗽的病因、病位、症状、证候分类、病机转归及治疗等问题进行了较为详细的论述。《素问·宣明五气》说"五气所病……肺为咳",说明咳嗽乃肺系受病。《素问·咳论》云"五脏六腑皆令人咳,非独肺也",说明咳嗽与多个器官有密切关系。"皮毛者,肺之合也,皮毛先受邪气,邪气以从其合也。其寒饮食入胃,从肺脉上至于肺则肺寒,肺寒则外内合邪,因而客之,则为肺咳。五脏各以其时受病,非其时,各传以与之,人与天地相参,故五脏各以治时,感于寒则受病,微则为咳,甚者为泄为痛。乘秋则肺先受邪,乘春则肝先受之,乘夏则心先受之,乘至阴则脾先受之,乘冬则肾先受之。"这说明咳嗽的病因主要有两方面:一是外感风寒邪气,"皮毛先受邪气",并传舍其合而内伤于肺。二是内伤饮食生冷,其寒"从肺脉上至于肺",导致肺寒。肺为娇脏,不耐寒热,内外寒邪相合并伤于肺,使肺失宣降,则致咳嗽。肺咳的这一发病机理同时还见于《脉经》:"形寒寒饮则伤肺,以其两寒相感,中外皆伤,故气逆而上行。"《灵枢·百病始生第六十六》则概括为"重寒伤肺",这一认识于后世对咳的辨证论治具有重要的指导作用。此外,《内经》中尚有风燥湿火热等外邪伤肺,以及水气射肺、针刺外伤等,丰富了咳的发病理论。《内经》还明确指出四季皆可发生咳病,虽然不同季节有不同的气候特点,但都可以影响相关脏腑,波及于肺而致咳,强调其他脏腑功能失调,病及于肺,充分体现了五脏对相应季节时邪的易感性，也反映出《内经》的"四时五脏发病"观。

《素问·咳论》以脏腑命名，分别描述了各类咳嗽不同证候的特征。五脏咳是在咳这一主证的基础之上，兼见五脏及其所属经脉的病候，故其分证也以此为依据，故以"咳而喘息有音，甚则咳唾血"为肺咳；因手少阴心经"上挟咽"，故以"咳则心痛，喉中介介如梗状"为心咳；两胁为肝之分野，故以"咳则两胁下痛，甚则不可以转，转则两胁下满"为肝咳；右胁下为脾之循行部位，故以"咳则右胁下痛，阴阴引肩背，甚则不可以动，动则咳剧"为脾咳；腰为肾之府，肾主五液，故以"腰背相引而痛，甚则咳涎"为肾咳。以上的辨证分类主要根据咳嗽的主证结合五脏的生理功能与经脉循行分布而确定，为后世脏腑辨证提供了范例。六腑咳的病机是五脏久咳后移于六腑，是由五脏咳久不愈，病情进一步发展形成，并且按脏腑相合规律传变的，如久患脾咳不愈而成胃咳等。由于六腑咳是五脏久咳不愈，延及六腑而致，是脏病及腑，病情比五脏咳更为深重，不可认为是脏病出腑、由里及表、由阴转阳而病情转轻。六腑咳的临床表现亦是在长期久咳这一主证的基础上以所兼见的六腑功能失常病候为分证依据。故以"咳而呕，呕则长虫出"为胃咳；胆藏精汁，故以"咳呕胆汁"为胆咳；大肠为传导之官，故以"咳而遗矢"为大肠咳；小肠主泌别清浊，故以"咳而失气"为小肠咳。由于三焦是"六腑之所与合"，主持诸气，故"久咳不已则三焦受之"，且其病候为"咳而腹满"。

二、后世医家在《黄帝内经》理论指导下的应用发挥

对于《内经》中对咳嗽的认识及分类，后世医家一般认为，肺咳的治疗，须重视外寒内饮之主因，宜用小青龙汤以宣肺散寒化饮；若肺咳甚则唾血者，当考虑寒邪化热，损伤肺络，宜用千金苇茎汤合桑杏汤之类以肃肺降逆、清热化痰。心咳为心肺火热证，治当降肺气清心火，用桔梗汤及凉膈散去朴硝、大黄，加黄连、竹叶，或加用杏仁、桔梗、木蝴蝶等。肝咳乃肝气郁结，肺气不利，治宜疏肝降气，方用金铃子散、柴胡疏肝散、四逆散等加减；若肝火灼肺，则当清肝泻火，方用泻白散合黛蛤散之类；若肝阴不足，气逆而咳，治则宜养阴柔肝，方用一贯煎合沙参麦冬汤加减。脾咳乃脾肺气滞，升降失司，治当调理脾肺之气，用升麻汤及六君子汤加枳壳、桔梗；若属脾肺气虚，则须培土生金，可用六君子汤加百合、

五味子、款冬花等。肾咳乃阳虚水泛，治宜温肾散寒化水，方用真武汤加减；若属肾阴虚者，可用七味都气丸加人参、麦冬。

关于六腑咳的治疗，王肯堂在《证治准绳》中提出胃咳用乌梅丸；胆咳用黄芩加半夏生姜汤；大肠咳用赤石脂禹余粮汤、桃花汤；小肠咳用芍药甘草汤；膀胱咳用茯苓甘草汤；三焦咳用钱氏异功散。秦伯未在《内经类证》中提出："咳时小便不禁，用五苓散加党参。咳时频转矢气，且欲大便，用补中益气汤加麦冬、五味子等。"

三、后世医家治疗咳嗽的各家学说

《内经》问世以来，后世医家对咳嗽的分类、病机、治疗原则、方药等均有了广泛而深入的研究，使有关理论及实践经验不断得到充实。《诸病源候论·咳嗽候》有"十咳"之称，除了五脏咳之外，尚有风咳、寒咳、久咳、胆咳、厥阴咳等。《素问病机气宜保命集·咳嗽论》指出："咳嗽谓有痰而有声，盖因伤于肺气，动于脾湿，咳而为嗽也。"明代医家张景岳把咳嗽明确分为外感、内伤两大类，并论述了外感咳嗽与内伤咳嗽的病机过程，丰富了辨证诊治的内容。《景岳全书·咳嗽》指出："咳嗽之要，止惟二证。何为二证？一曰外感，一曰内伤而尽之矣。"至此，咳嗽之辨证分类始较为完善，切合临床实用。清代喻昌的《医门法律》论述了燥邪伤肺咳嗽的主治，创立湿润和凉润治咳之法。喻昌对于燥的病机及其伤肺为病而致咳嗽的证治，多有发挥，并提出《内经》的"秋伤于湿，冬生咳嗽"，当为秋伤于燥的见解。不仅如此，他还对内伤咳嗽提出"内伤之咳，治各不同，火盛壮水，金虚崇土，郁甚舒肝，气逆理肺，食积和中，房劳补下，用热远热，用寒远寒，内已先伤，药不宜峻"等治疗法则，并针对治疗新久咳嗽中常见的问题，提出六个条律，示人不可违犯，防止医源性错误的发生，颇资临床参考。清代沈金鳌的《杂病源流犀烛》、程钟龄的《医学心悟》等都在继承前人的基础上，对咳嗽有新的创见和心得。如《杂病源流犀烛·咳嗽哮喘源流》在论述咳嗽的病理时说："盖肺不伤不咳，脾不伤不久咳，肾不伤火不炽，咳不甚，其大较也。"这不仅指出肺脾肾三脏是咳嗽的主要病变所在，还指出了咳嗽累及的脏腑是随着病情的加重而由肺及脾，由脾及肾的。他所论述的十六种咳嗽，脉因证治齐备，全篇共列出咳嗽方八十四则，并将导引、运动列为治疗方法之一，使咳嗽的治疗方法日趋丰富。程钟龄创制的止嗽散，根据肺为娇脏的特点，其配伍温润和平、不寒不热，成为治疗外感咳嗽的著名方剂。

四、咳嗽治法

外感咳嗽之为病，多为感受外邪致病，邪正相争，肺失宣降而为咳，故治疗上应治病求因，根据寒热不同，分证治之，解表散邪，以除病因。外感咳嗽多病程短，宣肺止咳为治法，但不论何种咳嗽，均以痰气为其主要病理变化，所以治疗当以重视因势利导，理气化痰，如虞抟的《医学正传》所言："欲治咳嗽者，当以治痰为先。治痰者，当以顺气为主。"刘月婵强调，肺主宣肃，两者协调，方能肺气出入通畅，呼吸均匀；反之，肺失宣发则肺气郁闭，肺失肃降则肺气上逆，均可致咳，故治当宣降同用，一升一降，才能使肺气调畅，咳嗽自止。宣以宽胸理气、疏通肺气为主，在临床上常用的药物有桔梗、荆芥等；降以降气化痰平喘为主，常用的药物有葶苈子、紫苏子、紫菀、款冬花等。无痰不作咳，外感咳嗽多与痰并见，临床症见咳嗽气息粗促，痰多而稠黄，不易咯出，舌红苔黄腻，为痰热壅肺，肺失清肃，用药多选黄芩、桔梗、杏仁、浙贝母、鱼腥草等；若大便干结，加葶苈子泻肺逐痰、牛蒡子润肠通便；如痰热伤阴，加芦根、玄参清热养阴生津。如湿热所致咳嗽，以清化上焦湿热为主，刘月婵多用三仁汤加减，常用黄芩、淡竹叶清上焦湿热，浙贝母、射干清化肺中凝结之热痰。若痰色稀白、舌淡，则为寒痰，当以温药止咳化痰，刘月婵多用白前、百部、紫菀、款冬花、紫苏子、紫苏梗、陈皮、防风、橘红。

刘月婵强调，外感咳嗽多因六淫之邪侵袭，肺失宣肃而致咳嗽，故临床上治以轻宣，用药须以"轻灵"为原则，常用药物有杏仁、薏苡仁、制半夏、桑叶、连翘、芦根、桂枝等，这些药物多为味薄气清，轻巧灵动，芳香入肺，有升降之性。外感咳嗽与时令密切相关，要因时施治，春季咳嗽常挟风邪，治疗当加荆芥、防风、紫苏叶等疏风之品祛邪外出；夏令咳嗽多挟暑湿，用藿香、厚朴、茯苓、半夏则可祛湿止咳；如火热炽盛，则可用黄芩、知母、石膏等寒凉之品以清泄肺热；秋季性燥，宜加桑叶、杏仁、芦根等润燥之剂；冬令气寒，以温药止咳化痰，宜佐橘红、百部、紫菀、款冬花、陈皮等宣肺散寒之品。广州地区地处东南，气候温热潮湿，多为湿热致病，故治疗上应以清化上焦湿热为主，刘月婵多以三仁汤为基本方，酌加黄芩、金银花、连翘、辛夷、紫苏叶等，取其轻灵之性，奏宣通肺气、醒脾化湿之效。

外感咳嗽虽为感受外邪而发，但感邪与患者体质密切相关，尤其与脾胃相关。治疗上应重视调理患者体质，既可鼓邪外出，又可缩短病程。"脾为后天之本""脾为生痰之源，肺为贮痰之器"，故治疗上应尤重调整脾脏。症见咳嗽多痰，若专事祛邪排痰，而不治生痰之本，痰可暂去而犹可复生，故临床上除常选用化痰止咳药外，在咳嗽后期常辅以党参、黄芪、茯苓、白术、山药等益气健脾祛湿之品，以绝生痰之源，如《张氏医通》曰"参、苓、术、草皆甘温。有健运之功，冲和之德，故称为君子，先培中土，使药气四达则周身气机流通，水谷精微敷布。何患药之不效"。如咳嗽因外感反复诱发，则多用玉屏风散，以扶正固表。

第二节 心脑病论治学术思想

一、胸痹心痛

（一）胸痹心痛的病名沿革

胸痹心痛是由于正气亏虚，饮食、情志、寒邪等引起的痰浊、瘀血、气滞、寒凝痹阻心脉，以膻中或左胸部发作性憋闷、疼痛为主要临床表现的一种病证。轻者偶发短暂轻微的胸部沉闷或隐痛，或为发作性膻中或左胸含糊不清的不适感；重者疼痛剧烈，或呈压榨样疼痛。胸痹心痛临床上相当于现代西医的冠心病、心绞痛，也包括肋间神经痛、心脏神经官能症等疾病。

胸痹心痛在古代文献中有不同描述，如"胸痹""心痛""厥心痛""真心痛""卒心痛""心痹"等。"胸痹"之名首见于《内经》，"心痛"病名首见于《五十二病方》。如《素问·标本病传论》曰"心病先心痛"及《灵枢·五邪第二十》谓"邪在心，则病心痛"，指出心脏有病会出现心痛。《素问·脉要精微论》云"脉者，血之府也……涩则心痛"，描述了心痛的原因。《素问·藏气法时论》云"心病者，胸中痛，胁支满，胁下痛，膺背肩胛间痛，两臂内痛"，描述了心痛的部位。《灵枢悬解·本脏四十七》曰"肺小则少饮，不病喘喝；肺大则多饮，善病胸痹"，此"胸痹"指部位在胸的疾病。《金匮要略·胸痹心痛短气病脉证治》曰"胸痹之病，喘息咳唾，胸背痛，短气"，正式提出"胸痹"病名。《素问·痹论篇》曰"心痹者，脉不通，烦则心下鼓，暴上气而喘"，提出"心痹"病名。《素问·缪刺论》曰："邪客于足少阴之络，令人卒心痛。"《灵枢·厥病第二十四》云"厥心痛，痛如以针刺其心……色苍苍如死状，终日不得太息……动作痛益甚"，其描述与心绞痛较为符合。《医学入门》曰"真心痛，因内外邪犯心君，一日即死；厥心痛，因内外邪犯心之包络"，从病位角度对两者进行区分。因其描述疾病类似，故中医学各类教材把胸痹和心痛合称为一种疾病。

(二) 胸痹心痛的病因病机

关于胸痹心痛的病因病机,古代文献中也有许多论述。《素问·至真要大论》曰"寒淫所胜,则寒气反至,水且冰,血变于中,发为痈疡,民病厥心痛",《素问·举痛论》载"寒气入经而稽迟,泣而不行,客于脉外则血少,客于脉中则气不通,故卒然而痛",说明寒邪是导致胸痹心痛的重要病因之一。《素问·刺热论》云"心热病者,先不乐,数日乃热,热争则卒心痛",即指情志不舒,久而化热,正邪相争,从而引起胸痹。《素问·气交变大论》曰"岁金不及,炎火乃行……民病口疮,甚则心痛",说明胸痹心痛不仅可由内生之热导致,也可由外感的热邪引起。此外,《内经》中把湿邪也列为胸痹心痛的病因之一,如《素问·至真要大论》曰:"岁太阴在泉……民病饮积,心痛。"《金匮要略·胸痹心痛短气病脉证治》曰"夫脉当取太过不及,阳微阴弦,即胸痹而痛,所以然者,责其极虚也。今阳虚知在上焦,所以胸痹、心痛者,以其阴弦故也",认为阳微阴弦是胸痹心痛的病因。《圣济总录·胸痹门》所论胸痹范围亦较广泛,其论述胸痛曰"胸痛者,胸痹痛之类也。此由体虚挟风,又遇寒气加之,则胸膺两乳间刺痛,甚则引背胛,或彻背膂,咳唾引痛是也",认为体虚受寒是引起胸痛的原因,这是中医古籍文献中最早关于冠心病心绞痛典型发作部位的描述。

而近现代医家对胸痹心痛的病因病机持有不同观点。国医大师刘志明认为,肾虚在胸痹心痛中起到很重要的作用。《景岳全书》对此进行论述"五脏之阴,非此不能滋;五脏之阳气,非此不能发",肾虚不能濡养心脉,血行不畅,心脉凝滞,发为胸痹。《千金要方》曰:"夫心者,火也;肾者,水也;水火相济。"《景岳全书》也指出:"上不宁者,未有不由乎下,心气虚者,未有不因乎精。"刘月婵认为,胸痹心痛病位在心与肾,并与肝、脾、胃等脏腑功能相关。本病病机证候错杂,肾阴亏虚、心阳不足是虚证为本,痰浊与瘀血是实证为标,尤其又以肾虚为要。常见证型分为肾虚阳阻、肾精虚损、气虚血瘀及肝郁痰阻。国医大师周仲瑛认为,胸痹的基本病机是心脉瘀阻,病位在心,发生发展的重要病理因素是瘀血,瘀血留滞经络,可致气血津液运行受损,瘀血程度加深,瘀久化热,灼伤血络,离经之血亦可成瘀,病理变化为本虚标实。根据异病同证同治的原则,可采用凉血散瘀法治疗,并贯穿于整个疾病治疗过程的始终。国医大师张琪根据临床经验认为，本病病机多为本虚标实，实则多为气滞、血瘀、痰浊导致，三者均可导致血行不畅，使心血瘀阻，不通则痛；虚则多是心气不足、胸阳不振所致，二者无力鼓动血液运行，心脉缺乏濡养，不荣则痛。虚实常兼杂为患，随着病情发展变化，最终导致心脉痹阻不通。

（三）胸痹心痛病因病机的论治

刘月婵在学习借鉴经典论著及前人经验的基础上，结合自身临床经验，总结胸痹心痛的发生多与年老体虚、饮食不节、情志失调、感受寒邪、劳倦内伤等因素有关。

1. 年老体虚

本病好发于中老年人。中老年人年过半百，精气渐衰。《济生方》曰："体虚之人，寒气客之，气结在胸，郁而不散，故为胸痹。"患者年老肾阳亏虚，或肝肾阴血亏虚，日久阴损及阳，心阳不振，每易导致心脉瘀塞不畅，加之气血渐衰，气虚不能行血，血瘀脉阻，不通则痛。

2. 饮食不节

《儒门事亲》指出："夫膏粱之人……酒食所伤，胀闷痞满，酢心。"《症因脉治》曰："胸痹之因，饮食不节，饥饱损伤，痰凝血滞，中焦混浊，则闭食闷痛之症作矣。"平素饮食不节，过食肥甘厚腻，或酗酒好饮，以致脾胃受损，纳运失常，痰浊内生，阻塞心脉，影响气血运行，不通则痛。

3. 情志失调

心主神志，"心为五脏六腑之大主"，情志失调对心脏疾病影响较大。如《太平圣惠方·卷四十二·治心痹诸方》曰："夫思虑烦多则损心……心中幅幅如满，蕴蕴而痛，是谓心痛。"长期情志刺激可致气机紊乱、脏腑失调。喜怒哀乐均可引发胸痹心痛。精神紧张，思虑太过，忧思伤脾，脾运失健，聚津为痰；郁怒伤肝，肝气郁滞，甚至气郁化火，气滞血瘀，热灼津伤，痰瘀互阻，胸阳不振，心脉痹阻而发为胸痹。现代医学认为，精神情志变化可以影响人体神经及内分泌的功能活动，诱发冠状动脉痉挛，引起心绞痛。

4. 感受寒邪

《医门法律·卷二·中寒门》云："胸痹心痛，然总因阳虚，故阴得乘之。"《素问·举痛论》曰："经脉流行不止，环周不休。寒气入经而稽迟，泣而不行。客于脉外则血少，客于脉中则气不通，故卒然而痛"，每遇天气变化，骤遇寒凉之时，容易发作胸痹心痛。寒性凝滞，阴寒内盛，气血凝滞，心脉痹阻不通则容易诱发心痛。或寒邪内侵，损阳伤正，阳气亏虚，鼓动无力，血脉不利，亦可发胸痹心痛。

5. 劳倦内伤

《素问·宣明五气》曰："五劳所伤：久视伤血，久卧伤气，久坐伤肉，久立伤骨，久行伤筋，是谓五劳所伤。"机体过度劳累，无论体力或脑力劳动，过劳均可伤及正气，气血阴阳亏虚，导致心血运行无力，心脉失养，不荣则痛。

刘月婵认为其病机有虚实两方面，实为寒凝、血瘀、气滞、痰浊、热毒，痹阻胸阳，阻滞心脉；虚为气虚、阴虚、阳衰，脾、肝、肾亏虚，心脉失养。本病病机应以气虚为本，瘀血、气滞、热毒、痰浊为标。随着人们生活环境、饮食结构、生活理念的改变，国民的体质、疾病的病理生理特点、疾病传变较以前有很大不同。冠心病发病年龄逐年减小，寒证表现渐少，热证逐渐增多，多为脉络瘀阻后壅瘀热化生热毒。而且随着社会竞争和生存的压力不断加大，长期愤怒、忧思、精神紧张，易导致人体气机紊乱，气滞证也越来越多。

（四）胸痹心痛的治法

刘月婵根据胸痹心痛病因病机，结合临床辨证，确立标本兼治的治则治法。首先补虚，补益心气、温通心阳；其次泻实，宣痹祛湿化痰、清热活血化瘀通脉。

1. 补益心气，温通心阳

《素问·刺法论》曰："正气存内，邪不可干。"正气亏虚，邪气乘虚而入，引起疾病。所以，首先要扶正。补益心气则心气充足，鼓动血脉有力，行血畅通无滞，心脉痹阻得消。同时，临证必须兼顾补益肺、脾、肾之气，方可助心气充足。其次，应温通心阳。阳气亏虚，心阳不振，则气血不行，心脉失于濡养而发胸痹。所以，要振奋阳气，温通心阳，心脉得行，气血通畅。在温通心阳方面，张仲景的《金匮要略·胸痹心痛短气病脉证治》根据不同证候，确立了栝楼薤白半夏汤、栝楼薤白白酒汤、枳实薤白桂枝汤等方剂，开创了"温通法"治疗的先河，对后世医家的辨证论治产生了深远的影响。他认为，胸痹病机为阳微阴弦，上焦阳气虚弱，而下焦阴寒之邪旺盛，故采用温通心阳、宣痹通络的方法。例如，"胸痹之病，喘息咳唾，胸背痛，短气，寸口脉沉而迟，关上小紧数，栝楼薤白白酒汤主之""胸痹心中痞留气结在胸，胸满，胁下逆抢心，枳实薤白桂枝汤主之；人参汤亦主之""胸痹，胸中气塞，短气，茯苓杏仁甘草汤主之；橘枳姜汤亦主之""胸痹缓急者，薏苡附子散主之"。《金匮要略·胸痹心痛短气病脉证治》载"心痛彻背，背痛彻心者，乌头赤石脂丸主之"，根据疼痛的不同程度采用了温阳宣痹的方法。临床证见胸闷、胸痛、乏力、倦怠、舌质淡红、苔白、脉细等，可采用益气温阳、活血通络之法。

2. 活血化瘀，行气化滞

胸痹心痛的发生多责之于血脉不通，不通则痛。由情志不畅导致肝郁气滞，气滞血瘀，阻滞心脉则发胸痹心痛。外感寒邪，凝滞心脉，寒凝血瘀，心脉痹阻，也发胸痹心痛。或者久病，正气虚损，气血亏虚，血行无力，瘀血内停，出现胸痛。临床表现可见胸闷如塞、气短，甚则胸痛如刺、舌质暗红有瘀点、脉沉细等。明清时期，王清任等众多医家认为胸痹与瘀血密切相关，因此提出"活血化瘀"的治疗方法。如《医林改错》中血府逐瘀汤、《时方歌括》中丹参饮为活血化瘀治疗胸痹的代表方，至今仍为临床所广泛应用。气行则血行，治疗上可采用行气活血化瘀的方法。

3. 除湿化痰

嗜食肥甘厚味易于损伤脾胃，从而运化失调，痰湿内蕴，痰浊阻滞气机，气滞血脉则引发胸痹心痛。又痰浊易于损伤阳气，心阳不振，心脉痹阻亦可出现胸痛。患者临床可见胸闷如窒、气短、口中黏腻、舌质淡胖、苔白腻、脉弦滑。所以，应采用化痰除湿、温阳通络的方法。《金匮要略》曰："胸痹不得卧，心痛彻背者，栝楼薤白半夏汤主之。"栝楼薤白半夏汤为胸痹痰浊证之代表方，临床上多在此方基础上进行加减化裁，以治疗痰浊痹阻之证。

4. 清热解毒

随着社会物质生活越来越丰富，人们往往摄入过多肥甘厚味，影响脾胃运化功能，湿浊内停，酿生痰湿，日久化热，痰热郁阻，热毒内蕴，损伤脉络，引起胸痹心痛。许多现代临床研究也证实热毒病机对心脏血管的影响，认为其与动脉粥样硬化的炎症反应相关。患者临床可见胸痛、胸闷、口苦口干、舌质暗红、苔黄厚腻、脉滑等。所以，对于湿热内生、热毒瘀结者，可采用清热解毒化瘀的方法。

临床上，胸痹心痛症候复杂多变，病证也多兼杂，治法不可拘泥于一法一方，应结合辨证，抓住主要病机，综合考虑病证，在益气温阳的同时，兼可活血化瘀、清热解毒、化痰除湿。胸痹总的病机为心脉痹阻，在辨证施治的同时，均应加以活血通络。采用扶正与祛邪相并而行，标本兼顾，祛邪不忘扶正，诊治疑难重病可见良效。

二、心悸

（一）心悸的病名沿革

心悸是胸痹病中的常见病、多发病，以患者自觉心中悸动，惊惕不安，心神不宁，不能自主，脉促、结、代等节律异常为主的病证。病情较轻者为惊悸，病情较重者为怔忡。西医的各种器质性或功能性心律失常属中医"心悸""怔忡"范畴。

《内经》中虽无心悸（惊悸、怔忡）之名，但已有关于心悸的临床表现的描述和类似的记载，《素问·痹论》曰"心痹者，脉不通，烦则心下鼓"，《素问·至真要大论》曰"运火炎烈……心澹澹大动，胸胁胃脘不安"，形容心跳如水波摇荡。心悸病名首见于张仲景的《伤寒论》和《金匮要略》，如《伤寒论·条辨六九（64）》中"发汗过多，其人叉手自冒心，心下悸欲得按者""伤寒，脉结代，心动悸"，其中，"心下悸""心动悸"均为病名。《金匮要略·惊悸吐衄下血胸满瘀血病脉证治》明确提出"惊悸"病名，"寸口脉动而弱，动则为惊，弱者为悸"，并区分不同程度的心悸的表现。《济生方·惊悸怔忡健忘门》载"惊者，心卒动而不宁也，悸者，心跳动而怕惊也，怔忡者，心中躁动不安，惕惕然如人将捕之也"，提出惊悸与怔忡的不同。

（二）心悸的病因病机

关于心悸的病因病机，古代医籍有不同论述。其中，张仲景在《伤寒论》和《金匮要略》中对心悸的病因、证治、方药均进行了详细论述。如《伤寒论·辨太阳病脉证并治》载"太阳病，发汗，汗出不解，其人仍发热，心下悸，头眩，身𥆧动，振振欲擗地者"，认为汗出太过，伤及肾阳，水饮上凌于心引起心悸。而《金匮要略·血痹虚劳病脉证并治第六》曰"虚劳里急,悸,衄,腹中痛,梦失精,四肢酸疼,手足烦热,咽干口燥,小建中汤主之",认为虚劳不足、阴血亏虚引起心悸。又如《金匮要略·痰饮咳嗽病脉证并治第十二》曰"卒呕吐,心下痞,膈间有水,眩悸者",认为水饮引起心悸。《金匮要略·惊悸吐衄下血胸满瘀血病脉证治》中描述惊悸的原因为火邪郁里、炼津为痰、痰火扰神。朱震亨在《丹溪心法》中描述"惊悸者,血虚,惊悸有时,以朱砂安神丸。痰迷心膈者,痰药皆可,定志丸加琥珀、郁金。怔忡者,血虚,怔忡无时,血少者多,有思虑便动,属虚。时作时止者,痰因火动,瘦人多因是血少,肥人属痰,寻常者多是痰",认为惊悸与怔忡的原因多因血虚痰热,与痰浊关系密切。《医学正传》曰"夫怔忡惊悸之候,或因怒气伤肝,或因惊气入胆,母能令子虚,因而心血为之不足;又或遇事烦冗,思想无穷,则心君亦为之不宁,故神明不安而怔忡惊悸之证作矣",认为主要病因为情志所伤、劳损,另外还有清痰积饮,病机为心血不足、神明不安。而王清任《血证论·怔忡》曰"心中有痰者,痰入心中,阻其心气,是以心跳不安",指出痰饮内停可致心悸。

近代医家程门雪认为,心悸多阴血不足、情志不舒。国医大师裘沛然认为,心悸病多心阳不振。国医大师颜正华认为,心悸病位主要在心,但也与脾、肾、肺、肝功能失调有关,基本病机为气滞血瘀。国医大师刘志明认为,本病属于本虚标实之证,以本虚最为关键,病位在心,但与肺、肝、脾、胃、胆、肾等关系密切。既要养心调律,又要疏肝、健脾、补肾、宣肺合用,谨遵"五脏皆可致悸,辨治心悸从五脏着手",其中心肾阴虚、宗气不足为病之本,瘀血、痰热为病之标。国医大师朱良春在长期临证中认识到,心悸有阳虚、阴虚、阴阳两虚,兼有血瘀的病机。

(三)心悸病因病机的认识

刘月婵认为,临床上引起心悸的原因有很多,常因禀赋素弱、年老体虚、饮食不当、情志失调,以及外邪内侵而致心脉气血运行不畅、心神失养或不宁,引起心神动摇、悸动不安。

1. 素体虚弱

老年患者,素体虚弱,脾胃为后天之本,脾胃虚弱,化源不足,可使气血不足,心失所养,发为心悸。正如《丹溪心法·惊悸怔忡》中云:"人之所主者心,心之所养者血,心血一虚,神气不守,此惊悸之所肇端也。"或患者久病阳气虚弱，心阳不足，无以鼓动心脉，心脉失养，则发心悸。如《金匮要略·血痹虚劳病脉证并治》载"炙甘草汤，治虚劳不足，汗出而闷，脉结、悸，行动如常，不出百日，危急者十一日死"，指出久病阳气亏虚，或过汗伤阴，汗为心之液，心阳心阴俱伤，心血衰微，致使心气无力推动血液正常运行，心血不能正常滋养心脉，故出现脉结代、心悸的表现。因此，体质虚弱，或久病体虚，造成阴阳气血不足，可引起心脉失养，引发心悸。

2. 饮食不当

平素饮食不节，嗜食肥甘厚味，伤及脾气，运化失调，痰浊内生，蕴而化热，扰乱心神，可发心悸。因此，李用粹在《证治汇补》中提出"膏粱厚味，积成痰液"可导致心悸。《金匮要略》则提出"食少饮多，水停心下，甚者则悸"，指出对于心阳不足者，过于饮水，可导致水饮不化，上犯于心，亦可引起心悸。《金匮要略·痰饮咳嗽病脉证并治》载"水停心下，甚者则悸，微者短气升""水在心，心下坚筑，短气，恶水不欲饮"，均是描述水饮内停，水邪上泛，出现心悸的情况。此外，尚有误食或误服药物引起中毒者，均可损伤心脏，引发心悸。

3. 情志失调

人有七情，即"喜怒忧思悲恐惊"，心为五脏六腑之大主，心主神明。情志不畅，可直接影响到心神，或通过五脏影响到心，扰乱心神则发心悸。过怒伤肝，肝气郁结，影响气机，气滞血瘀则可影响心脉运行。过虑伤脾，脾气亏虚，气血不足，暗耗心神，心神失养，则心悸不安。南宋严用和在《济生方·惊悸》中指出"夫惊悸者，心虚胆怯之所致也。且心者君主之官，神明出焉；胆者中正之官，决断出焉。心气安逸，胆气不怯，决断思虑得其所矣。或因事有所大惊，或见异相，登高涉险，惊忤心神，气与涎郁，遂使惊悸"，阐明了因惊而发心悸的病机。

4. 感受外邪

外感不同邪气入里，均可影响心神，心神不宁，则发心悸。《素问·痹论》说"风寒湿三气杂至，合而为痹也……心痹者，脉不通，烦者心下鼓"，指出了外感邪气，导致血脉不通，引起心悸。巢元方在《诸病源候论》中论述心悸发病时十分强调风邪的致病作用，认为"风邪搏于心，则惊不自安。惊不已，则悸动不定"，或温病、疫证日久，邪毒灼伤营阴，心神失藏，或邪毒传心扰神，亦可引起心中澹澹大动之症，如春温、风湿、暑湿、白喉、梅毒等病，常常伴发心悸。

刘月婵认为，尽管引起心悸的病因比较复杂，但总的病机为本虚标实，病位在心，与肝、脾、肾相关，本虚可见阴阳气血亏虚，标实可为痰饮、湿热、瘀血、气滞，本病多虚实兼杂，本虚为主。

（四）心悸的治法

刘月婵在辨证治疗时谨守病机，审证求因，注意标本兼顾，提出心悸病久多为虚证，应注意顾护正气，以扶正为主。

1. 补气血，调阴阳

刘月婵在临床中十分重视扶正固本，尤其在治疗心悸病方面。她认为，心悸者多心脏虚损，心气不足，心阳不振，心脉鼓动无力则心动悸；临床多见面色苍白，四肢不温，汗出，乏力气短，心神不宁，舌淡苔薄白，脉象细弱或脉缓、时有一止；治疗以益气温阳、通脉定悸为主。心血暗耗、心阴不足之心悸，临床多表现为心烦悸、盗汗内热、五心烦热、舌红瘦、苔少、脉细数或结代等，治疗上应以滋阴养血、宁心安神为法。如《伤寒论》中"伤寒，脉结代，心动悸者，炙甘草汤主之"采用益气养阴、定悸复脉的方法。对心脾两虚、气血失养导致的心悸，临床可见面色萎黄、少气乏力、纳少、舌质淡、苔薄白、脉细或结代，应采用补益心脾的方法。如《金匮要略·血痹虚劳病脉证并治第六》曰"虚劳里急，悸，衄，腹中痛，梦失精，四肢酸疼，手足烦热，咽干口燥，小建中汤主之"，以小建中汤温中健脾、调和气血。

2. 化痰湿，祛水饮

痰浊水饮乘侮，上凌于心，而发心悸，则应治以化痰祛湿、利水逐饮之法，临床多表现为心悸，胸膈脘闷，气短，不欲饮食，口不苦，或下肢浮肿，舌质淡红，苔白滑，脉沉细。正如《金匮要略·痰饮咳嗽病脉证并治第十二》曰："卒呕吐，心下痞，膈间有水，眩悸者，小半夏加茯苓汤主之。"《金匮要略·惊悸吐衄下血病脉证治第十六》曰："心下悸者，半夏麻黄丸主之。"此均为治疗水饮停于胃脘，气机不畅，而水饮上逆，上凌于心，心阳被遏而发之心悸。"病痰饮者，当以温药和之"，因此，可采用通阳化饮的方法治疗心悸。

3. 疏肝气，畅情志

肝属木，心属火，肝与心是母与子的关系。明代薛己的《薛氏医案》

曰："肝气通则心气和，肝气滞则心气乏。"肝主疏泄，调畅气机，心主行血，气行则血行。肝气不舒，则心神不宁。对于肝气郁结、扰乱心神而出现的心中悸烦、激动易怒、胸闷气短、时发时止、口苦、失眠多梦、舌质红、苔薄白、脉弦滑或细者，临床上多为功能性心律失常，常见于更年期患者，亦可见于中青年里工作生活压力大、不能自我调节者；治疗当以疏肝理气、安神定志为法，使心安肝和，心悸则平。

4. 清湿热，化瘀血

由于饮食不节，湿热内生或外感湿热之邪而发心悸者，临床多见心悸、胸闷、肢体烦疼、口苦、纳呆、舌质暗红、苔黄腻、脉弦滑。素体多湿，感受温热毒邪，内外湿相合，湿热阻滞心脉，易于引起心悸，临床可见病毒性心肌炎、风湿性心脏病等疾病，当以清热化痰、活血化瘀为法。

5. 宁心神，调五脏

心为五脏六腑之大主。脏腑不安，则心神不宁。心脾两虚，肺失宣发，肝气不舒，心虚胆怯，肾阳不足等均可引发心悸。对于脏腑功能失调、心神不安者，应注意和调五脏、宁心安神。辨治心悸除了辨别疾病性质的不同外，还要把握疾病当前病位在心、肝（胆及三焦）、脾（胃）、肺、肾的不同，分别予以健脾养心、疏肝解郁、宣肺理气、镇惊定志、温肾宁心等治法。

临床上心悸可由多种系统疾病引起，因此，在辨证上还应结合病因辨证，治病求因。心悸初期多为阵发性，以标实为主，治疗上以祛邪为主，预后较好。病久反复者多为持续性发作，以本虚为主，治疗应以补益脏腑虚损为主，预后一般。

三、心力衰竭

（一）心力衰竭的病名沿革

心力衰竭（后文简称为"心衰"）是西医病名，目前在中医内科教材心系疾病里尚没有将其单独列为一种疾病讲述，仅在肺系疾病喘证、肾系疾病水肿病相关内容中有类似描述，但是不够全面。由于心衰在心系疾病中病情较重，多数疾病转归均可导致心衰，此病在临床上比较常见，且比较重要，故此处单独分节进行论述。心衰是在临床上以气促、心悸、胸闷，伴有或不伴有下肢水肿，甚则不能平卧、咳粉红色痰为表现的病证。

西医称为充血性心力衰竭,包括左心衰竭、右心衰竭。心力衰竭是由多种心血管疾病发展到后期,心脏功能代偿失调而出现的临床综合征。

中医对心衰的最早描述见于《内经》,其中"心痹""心咳""心水""心胀""喘证""心衰"等病名与心力衰竭有关。"心咳"之称始见于《内经》,如《素问·咳论篇第三十八》:"心咳者,其状引心痛,喉中介介如梗,甚者喉痹咽肿。心咳经久不已。传入小肠,其状咳则矢气……"《灵枢·胀论第三十五》曰:"心胀者,烦心,短气,卧不安。"此处讲心胀病位在心,描述症状与心衰的表现有关。《灵枢·天年第五十四》曰"心气始衰,苦忧悲,血气懈惰,故好卧",《金匮要略·水气病脉证并治第十四》云"心水者,其身重而少气,不得卧,烦而躁,其人阴肿",描述了心衰的症状。《脉经·卷三·脾胃第三》曰"心衰则伏,肝微则沉,故令脉伏而沉(心火肝木,火则畏水而木畏金,金水相得,其气则实,克于肝心,故令二脏衰微,脉为沉伏也)",提出"心衰"病名。

(二)心衰的病因病机

关于心衰的病因病机,古代许多文献均有描述。《素问·气交变大论篇》讲到"岁水太过,寒气留下。邪害心头,甚则腹大胫肿",指出心衰浮肿因感受寒邪、水邪所致。《素问·生气通天论篇》曰"味过于咸,大骨气劳,短肌,心气抑。味过于甘,心气喘满",指出饮食不节可造成气喘心衰。《内经》又曰:"诸水病者,不得卧。""夫不得卧,卧则喘者,是水气客也。""水在心,心下坚筑、短气,是以身重少气也。夫水者,循津液而流也。肾者水脏,主津液,主卧而喘也。"此处描述了水饮客心引起短气、咳喘、水肿的心衰症状。《灵枢·天年第五十四》云"六十岁,心气始衰,苦忧悲,血气懈惰,故好卧",提出年老对心衰的影响。《素问·举痛论》指出"劳则喘息汗出,外内皆越,故气耗矣",即过度劳累可引起气虚而喘。《灵枢·口问第二十八》曰"心者,五脏六腑之主……悲哀愁忧则心动,心动则五脏六腑皆摇",提出了情志对心衰的影响。

张仲景也认为水饮上泛于心,则导致气喘。如《金匮要略》曰"心下坚,大如磐,边如旋杯,水饮所作",又曰"血不利则为水",指出瘀血可导致水饮,从而引起气促。《金匮要略·血痹虚劳病脉证并治第六》曰"男子面色薄者,主渴及亡血,卒喘悸",指出失血亡津伤阴可致心悸气喘。明代刘纯的《伤寒治例》云"气虚停饮,阳气内弱,心下空虚,正气内动而悸也",指出阳气虚弱、水饮内停可导致心衰。

现代医家认为,导致心衰的病因病机是多方面的。如国医大师邓铁涛认为,心衰的病因病机主要在心阳虚损,且与脾关系密切。郭维琴认为,心衰的病因病机主要在心气血阴阳虚损,认为气虚血瘀、阳虚水泛是其最主要的病机。名老中医李介鸣认为心衰是由于心脏长期受累、心气亏损、阴血不足、久虚不复。每由外感六淫、内伤七情、劳累及妊娠分娩等因素诱发或加重。周仲瑛认为阴阳两虚、心脉瘀滞是充血性心力衰竭的基本病机,且尤以心阳(气)亏虚为其病理变化的主要方面。杜惠芳强调痰邪内伏是慢性心衰的基本病机,心气虚和血瘀内停都是生痰的根源,也是慢性心衰病理演变的必然结果。冼绍祥认为心衰的病因病机不仅有心阳亏虚、瘀血水停,还有毒邪致病。

(三) 心衰病因病机的认识

刘月婵在继承前人经验的基础上,结合自身临床心得,认为心衰多为心系重症,病位在心,又常常与肺、脾、肾等脏相互影响,病因复杂,又每以外感六淫病邪或过度劳累而诱发加重。

1. 久病体虚,心阳虚损

心阳虚损为心衰病理基础,年老久病之人,体质渐衰,脏腑虚弱,心气不足,逐渐导致心阳亏虚,无以温煦心脉,心阳不振则发心衰。正如柯韵伯在《伤寒论翼·太阳病解第一》中所云:"若君火不足,则肾液之输于心下者,不能入心为汗,又不能下输膀胱,所以心下有水气也。"心阳根于肾阳,心阳亏虚久之必伤及肾阳,心肾阳虚,肾水上泛于心,则可见气促、心悸、不能平卧、浮肿等症。

2. 劳累过度

劳则伤脾,过于劳累,脾气受伤,则运化失调,气血生化乏源,心血不足,则心脉鼓动无力,可发心衰。脾虚不运,水湿内停,上凌心肺,则可导致心衰发作。隋代巢元方的《诸病源候论·水肿病诸候》载"脾病则不能制水,故水气独归于肾,三焦不泻,经脉闭塞,故水气溢于皮肤,而令肿也,其状,目裹上微肿,如新卧起之状;颈脉动,时咳,股间冷",描述了脾虚水泛心肺引起的症状。

3. 外感邪气

《素问·痹论》曰:"脉痹不已,复感于邪,内舍于心……心痹者,脉不通，烦则心下鼓，暴上气而喘，嗌干善噫，厥气上则恐。"机体感受寒邪，寒则凝滞，可致心脉不通，心失所养，则诱发心衰之证。或寒邪客肺，肺气不利，宣降失常，肺为水之上源，失于通调水道，水饮上泛心肺，可发喘促，影响及心，则心悸、胸闷。

4. 饮食所伤

过食肥甘厚味，或嗜烟酒成癖，皆会致脾胃的脏腑功能受到损伤，脾虚无以运化，水谷精微不得正化，聚而生湿，湿聚成痰，痰浊内生，痹阻胸阳，致气机运行不畅，心脉闭阻不通，则发胸闷、心悸，久之则心气耗损、心阳不振，出现气促等证。痰湿蕴结日久化热，湿热阻滞气机，气机不利，心脉运行不畅，久之湿热化毒，瘀毒互结，而出现气喘、胸闷、心悸。

5. 情志失调

情志不畅主要影响脏腑气机，气行才能血行。气机郁滞，血脉运行不畅，瘀阻心脉，可发胸痹心痛，久之伤及心阳，心阳失于温煦，水火不济，肾水上泛于心，则气促、心悸。故《内经》有云："夫心主火，水在心，则蒸郁燔烁，是以不得卧而烦躁也。心水不应阴肿，以肾脉出肾络心，主五液而司闭藏，水之不行，皆本之于肾，是以其阴亦肿也。"

总之，心衰的病因病机不是单一的，而是多种致病因素互相作用的结果，起病均有一定过程，且病变复杂，多为本虚标实、虚实夹杂；其本质在心阳亏虚，心阳亏虚可发展至阴阳两虚，亦可因过用攻下利水之法导致心阴亏虚。病理因素在痰浊、瘀血、水停，阳气虚推动无力，可进一步加重痰浊、瘀血、水停，导致体内气机紊乱、脏腑功能失调，逐渐病及肺、脾、肾，进一步进展可导致元气大败、阴阳衰竭。心衰为心系疾病重症，是心系疾病恶化的最后转归。

（四）心衰的治法

对于心衰治疗一定要分清标本缓急，急则治标，缓则治本或标本兼治。对于急性心衰发作，其病情危急，应首先解决标实，通常情况下以西医治疗为主，给予强心、利尿、扩血管药，能够快速起效。慢性心衰患者，则缓者治本，所以中医心衰治法主要针对此类患者，治疗上多以本虚为主，纠正阴阳失调，兼以祛邪，或活血，或利水，或化痰解毒。心衰又有病程长短之分，所以标本兼治应权衡侧重。

1. 温阳利水，活血化瘀

心阳虚衰，失于温煦，水道不行，水液代谢之浊物不能排出，泛溢于肌肤从而出现水肿，阳虚心脉鼓动无力则心脉痹阻，瘀血阻络则胸闷、心悸；临床表现为面色㿠白，形寒肢冷，气促、动则甚，胸闷，心悸，尿少，双下肢浮肿，舌质淡暗、苔白，脉沉细弱，予以温阳益气、利水消肿、活血化瘀的治法。对于利水消肿，《内经》里提出"开鬼门，洁净府，去菀陈莝"的治法，刘月婵认为，临床可以根据患者不同脏腑的亏虚，选用宣肺利水、温肾利水、健脾利水的方法。

2. 益气养阴，活血化瘀

心病日久，则心气虚、心阴不足，加之心衰患者长期应用利尿药也可导致阴液损耗，从而导致气阴两虚。气虚血行不畅则瘀血内生、瘀血阻络；临床可表现为气短、心悸、胸闷、口干、舌红少苔、脉沉细、按之无力，为气阴两虚之表现；应治以益气养阴、活血化瘀之法。

3. 温阳化痰，利水消肿

张景岳在《素问·气厥论》中曰："心与肺，二阳藏也，心移寒于肺者，君火之衰耳，心火不足则不能温养肺金，肺气不温，则不能行化津液。"心肺同属上焦，心阳亏虚，必然影响肺气功能，肺不能通调水道，则水饮痰湿停聚体内。所以，对于临床表现为气促、心悸、不能平卧、咳喘、肢体水肿、舌质淡、苔白滑、脉沉细者，应采用温阳化痰、利水消肿的方法。

四、眩晕

(一) 眩晕的病名沿革

眩即目眩，即眼前昏花缭乱；晕即头晕，谓头部运转不定之感觉，感觉自身或外界景物旋转，站立不稳。由于二者常同时并见，故统称为眩晕。轻者闭目即止；重者如坐车船，旋转不定，不能站立，或伴有恶心、呕吐、汗出甚至昏倒等症状。眩晕病可见于西医多种疾病，如高血压、颈椎病、梅尼埃病、脑动脉供血不足等，有类似症状者均可归于眩晕范畴。临床中眩晕常常与心脑疾病密切相关，因此在此予以论述。

古代医家对眩晕病有不同论述。历代文献中描述"头眩""掉眩""眩冒""冒眩""癫眩""风眩"等均为类似眩晕的症状。关于眩晕病名论述，最早见于《黄帝内经》。如《灵枢·口问第二十八》指出："上气不足，脑为之不满，耳为之苦鸣，头为之苦倾，目为之眩。"《素问·五藏生成篇》载："徇蒙招尤，目瞑、耳聋，下实上虚。"《灵枢·海论第三十三》曰："髓海不足，则脑转耳鸣，胫酸眩冒，目无所见，懈怠安卧。"《素问·至真要大论》："诸风掉眩，皆属于肝。"《伤寒杂病论》则多处对眩晕证治进行了阐释，如"太阳病发汗，汗出不解，其人仍发热，心下悸，头眩，身瞤动，振振欲擗地者"，又如"太阳与少阳并病，头项强痛，或眩冒，时如结胸，心下痞硬者，当刺大椎第一间"，其中就有"眩""目眩""冒眩"之称。巢元方的《诸病源候论·风头眩候》曰"风头眩者，由血气虚，风邪入脑，而引目系故也"，论述眩晕由外风引起。南宋陈言的《三因极一病证方论》中有"眩晕证治"章节，自此"眩晕"病名正式见于中医典籍。而严用和在《济生方》中最早把"眩晕"作为本病正名记载，"所谓眩晕者，眼花屋转。起则眩倒是也""目眩运转，如在舟车之上"，与现在有关眩晕症状描述基本一致。

（二）眩晕的病因病机

关于眩晕的病因病机，历代文献中的描述也比较多。《内经》最早阐述了眩晕的病因病机，认为病因主要有感受外邪（风邪、寒邪等）、上虚或髓海不足、肝风等方面，病变脏腑涉及"肝""肠胃"，为后世医家对本病的认识奠定了基础。如《素问·气交变大论》曰："岁木太过，风气流行……甚则忽忽善怒，眩冒巅疾。"《灵枢·大惑论第八十》中有"邪中于项，因逢其身之虚……入于脑则脑转，脑转则引目系急，目系急则目眩以转矣"，《灵枢·口问第二十八》载"上气不足"，《灵枢·卫气第五十二》云"上虚则眩"，指出头晕与正气不足有关。《灵枢·海论第三十三》认为"髓海不足，则脑转耳鸣，胫酸眩冒"，肾虚不能填充髓海，则引起头晕。《素问·至真要大论》中又有"诸风掉眩，皆属于肝"，认为眩晕可由肝风内动引起。张仲景在《金匮要略·痰饮咳嗽病脉证并治》云"心下有支饮，其人苦冒眩，泽泻汤主之""心下有痰饮，胸胁支满，目眩"，均指出痰饮可导致眩晕。《儒门事亲》云"凡眩晕多年不已，胸膈痰涎壅塞，气血颇实，吐之甚效"，认为眩晕由痰饮实证引起。李东垣偏重虚与痰，如《兰室秘藏·卷中·头痛门》云："恶心呕吐，不食，痰唾稠粘，眼黑头眩，目不能开，如在风云中……即是脾胃气虚，浊痰上逆之眩晕。"朱震亨的《丹溪心法·头眩》云"无痰不作眩，痰因火动，又有湿痰者"，强调痰浊与火是引起眩晕的重要因素。张介宾《景岳全书》云"眩晕一证，虚者居其八九，而兼火兼痰者，不过十中一二耳"，认为无虚不作眩。宋代杨士瀛的《仁斋直指方》云"瘀滞不行，皆能眩晕"，指出瘀血导致眩晕，后世也有很多医家有类似观点。

现代医家对眩晕病因病机的研究多宗古人之说，在临床辨证基础上各有论述。国医大师张学文从瘀论治眩晕，认为眩晕的发作常常是多种病机兼夹出现，并以夹瘀居多，因瘀血不去，新血难生，且瘀阻脉道，致清窍失养而引起眩晕。路志正教授认为，脾胃功能失调，水谷精微无以化纳，升降之机紊乱，清阳之气不能上升，致气血生成不足而致眩晕。张怀亮教授认为，现代眩晕病因多以风为主，内风及外风均可引起，而以内风为主；风贯穿治疗眩晕全过程，与风并存之痰、火、虚等病因或病理因素也须审证兼顾。

（三）眩晕病因病机的认识

刘月婵认为，眩晕多由内因引起，脏腑功能失调，造成痰、火、瘀病理产物聚集，引起气机紊乱，上犯头目，发为眩晕。

1. 肾精亏虚

肾为先天之本，藏精生髓，年老肾气渐衰，肾精失养，或先天不足，肾阴不充，或久病伤肾，或房劳过度，导致肾精亏耗，引起脑髓失充，则发眩晕耳鸣。正如《灵枢·海论第三十三》曰："髓海不足，则脑转耳鸣，胫瘘眩冒，目无所见，懈怠安卧。"而《灵枢·口问第二十八》曰："故上气不足，脑为之不满，耳为之苦鸣，头为之苦倾，目为之眩。"《灵枢·卫气第五十二》又曰："上虚则眩。"这些均指出脑髓空虚可导致眩晕的症状。

2. 情志不遂

《类证治裁·眩晕》言："良由肝胆乃风木之脏，相火内寄，其性主动主升。或由身心过动，或由情志郁勃……以致目昏耳鸣，震眩不定。"肝为风木之脏，性喜条达，长期情志不畅，肝气郁结，郁而化热，劫灼肝阴，则肝阳上亢，阳亢风动，上扰清窍则引起头晕，视物旋转。正如《素问·至真要大论》曰："厥阴之胜，耳鸣头眩，愦愦欲吐。"正所谓"无风不作眩"。或肝郁气滞，造成瘀血内生，瘀阻清窍，亦可发作眩晕。

3. 饮食不节

平素饮食不节，嗜食膏粱厚味，脾胃运化功能受损，酿生痰湿，痰浊中阻，水饮内停，清阳不升，引起头晕，如《伤寒论》中所云"心下逆满，气上冲胸，起则头眩"，即为痰浊水饮上犯清阳而致。或痰浊郁久而化热，痰热互结，上扰清窍，引发眩晕。

4. 体质虚弱

头为诸阳之会，精明之府，五脏六腑精气所聚之处。素体虚弱，后天失养，脾胃不能运化水谷精微，气血生化乏源，气血亏虚则清窍失养，故而引发眩晕。或阳气虚损，虚寒内生，不能温煦于上，清窍失充，也可引起眩晕。如《伤寒论》载"伤寒吐下后，发汗……八九日心下痞硬，胁下痛，气上冲咽喉，眩冒"，此乃阳虚致眩。

临床引起眩晕的病因病机往往不是单一的，病证往往虚实夹杂，但是脏腑功能失调为本，与肝脾肾相关，或为肝郁，或为脾虚，或为肾虚。在脏腑失调的基础上，又可产生痰、风、瘀血等病理因素，互相作用，引起清窍不利或失养，从而发作头晕。

（四）眩晕的治法

1. 健脾益肾

治疗眩晕病，要调理脏腑平衡，首先在脾肾。"内伤脾胃，百病由生"，脾虚则气血亏虚，可出现头晕眼花、倦怠、乏力、口唇色淡、眠差、舌质淡红、苔白、脉细的症状。其治疗应补中益气，以滋化源，治以健脾益气养血为主。

对于年老肾精亏虚，则见脑转耳鸣、清窍失养，临床也可出现头晕、耳鸣、视物昏花、腰膝酸软、舌质红、苔少、脉沉细的症状，治疗侧重补肾益精填髓。

2. 平肝潜阳息风

对于风阳内动引起眩晕者，主要责之于肝。肝为刚脏，情绪易于波动，导致肝气不舒，肝阳上亢，阳亢风动。叶天士的《临证指南医案》有云："头为六阳之首，耳目口鼻，皆系清空之窍；所患眩晕者，非外来之邪，乃肝胆之风阳上冒耳。"因此，可导致头晕头涨、急躁易怒、昏昏欲扑、心烦、口渴、口苦、舌质红、苔白、脉弦细，应予以平肝清肝、潜阳息风之法。

3. 化痰祛湿通络

朱丹溪认为，眩晕"属痰者居多，盖无痰不能作眩也。虽有内风者，亦必有痰"。明代汪机在《医读》中指出："瘀血停蓄，上冲作逆，亦作眩晕，桃红四物。"由于脾胃运化失调，蕴生痰浊，痰浊上蒙清窍，夹杂瘀阻脉络，引起头晕、视物旋转、胸闷、口吐痰涎、苔白腻、脉弦滑者，可予以化痰除湿通络的方法。

临床诊治眩晕病，切不可拘泥于一方一证，临证需仔细诊察，病变可见多种病理因素互相影响，需把握主要病机，辨别虚实与阴阳，方能对证施治，药到病除。

五、中风

（一）中风的病名沿革

中风是以猝然昏仆、不省人事、伴口舌歪斜、半身不遂、语言不利，或不经昏仆而仅以喎僻不遂为主症的一种独立性疾病，类似于现代医学所述的缺血性脑卒中和出血性脑卒中。

中风一词最早出现于《内经》，但并非今日中风之病。如《素问·风论》曰："饮酒中风，则为漏风。入房汗出中风，则为内风。新沐中风，则为首风。"此中风为感受风邪之意。而《灵枢·九宫八风第七十七》中有云"其有三虚而偏中于邪风，则为击仆偏枯矣"。《素问·生气通天论》曰："三阳三阴发病，为偏枯痿易，四肢不举。"《灵枢·刺节真邪第七十五》谓："虚邪客于身半，其入深，内居营卫。营卫稍衰，则真气去，邪气独留，发为偏枯。"上述所指之"偏枯"，即属本病。《灵枢·热病第二十三》曰："痱之为病也，身无痛者，四肢不收，智乱不甚，其言微知，可治，甚则不能言，不可治也。""痱"之病症见四肢瘫痪，言语不清，或不能言语，相当于现在中风中脏腑之证。所以，《内经》中出现的"偏风""痱""大厥""仆击""薄厥"等描述，与中风大抵相同。中风一词首见于张仲景《金匮要略·中风历节篇》，其曰"脉微而数，中风使然"，提出"邪在于络，肌肤不仁；邪在于经，即重不胜；邪入于腑，即不识人；邪入于脏，舌即难言，口吐涎"，对中风的证候分类、病因病机、代表方剂进行了比较全面的论述。孙思邈把中风的病名进行分类，分为偏枯、风痱、风懿、风痹，其所著《千金要方·卷八·诸风》载"偏枯者，半身不遂，肌肉偏不用而（不）痛，言不变，志不乱……风痱者，身无痛，四肢不收，智乱不甚，言微可知则可治，甚即不能言，不可治……风懿者，奄忽不知人，咽中塞，窒窒然，舌疆不能言……"，即中风不同程度的症状表现。后世医家多沿用中风病名进行不同论述。

（二）中风的病因病机

关于中风的病因病机，《内经》早有论述，认为中风可因正气虚损、风邪入中引起，如《灵枢·刺节真邪第七十五》谓："虚邪客于身半，其入深，内居营卫。营卫稍衰，则真气去，邪气独留，发为偏枯。"由情志因素引起，暴怒伤肝，气机逆乱可引起中风病，如《素问·生气通天论》云："大怒则形气绝，而血菀于上，使人薄厥。"《素问·通评虚实论》认为"凡治消瘅、仆击、偏枯……肥贵人则膏粱之疾也"，指出饮食不节，过食肥甘厚味可导致偏瘫。张仲景认为，该病是正气本虚，风邪乘虚侵入人体所致，由外风引起。唐代王焘的《外台秘要·卷十四·中风及诸方》云"风半身不遂者，脾胃气弱，血气偏虚，为风邪所乘故也"，认为中风乃气虚风邪入中引起。金元四大家认为，中风多以内风为主，如刘完素的《河间六书·素问玄机原病式·火类》载"中风瘫痪者，非谓肝木之风实甚而卒中之也，亦非外中于风尔……多因喜怒思悲恐之五志有所过极，而卒中者，由五志过极，皆为热甚故也"。他认为，情志因素是导致中风的重要因素。李东垣则认为，中风与痰有关，其《东垣十书》载"中风为百病之长，乃气血闭而不行，此最重痰"。明代张景岳的《景岳全书·非风》指出，中风为"非风"之症，"卒倒"多因"内伤积损"使然，认为中风不是外风引起。清代叶天士则认为，肝肾阴虚、阴虚阳亢、肝风内动是引起中风的病因病机。王清任认为，"气虚血瘀"是导致中风偏瘫的病机。总之，古代医家认为，引起中风的病因包括外风、内风两类，而正气虚损是内在的病理因素。导致中风的痰、火、虚、瘀等病理因素，或因外感，或因情志，或因饮食所致。

现代许多医家认为，引起中风的病因病机是多方面的，往往虚实夹杂，而不拘泥于某个单一致病因素或病机。国医大师任继学认为，中风病的内因在于寒（邪）、虚（正）相搏，造成脑之血脉不坚，脏腑经络失调，内外阴阳失衡，营卫失守为发病之本；七情内伤、饮食失节、劳逸失度造成风火内煽、痰浊瘀血内聚形成发病之标。全国首批老中医专家学术继承指导老师刘茂甫认为，肾虚血瘀为中风的主要病机，本虚在肾，标实可在痰、火、瘀血等。全国老中医专家学术继承指导老师郑绍周认为，肾气虚弱是中风发病的根本原因，也是疾病发展过程中的主要病机。邵念方则认为，中风急性期的病机是瘀水互结、气机逆乱，中风缓解期为元气亏虚、肝肾精血不足。

（三）中风病因病机的认识

刘月婵在先辈经验的基础上，结合自身的临床经验，认为引起中风的病因主要责之于本虚，气血阴阳亏虚导致阴阳失衡，加之各种外邪或致病因素诱发阴阳失调，气血逆乱，神机受扰致中风。

1. 正气虚损

"正气存内，邪不可干。"正气虚损是引起中风的主要原因。久病正气不足，气血亏虚，阴津不足，水不涵木，肝肾亏虚，阴虚阳亢，阳亢化风内动，上冲清窍，可致中风发作。《千金翼方》云："人年五十以上，阳气日衰，损与日至。"年老体弱，精气渐衰，脾胃亏虚，气血生化乏源，血脉失养，清窍失充，或气虚无力推动血行，气血凝滞脉络，亦可导致肢体麻木偏瘫、言语不利等。

2. 情志失调

"诸风掉眩，皆属于肝。"平素情绪激动或情志不舒，肝失调达，肝气郁结，气滞血瘀，郁而化火，或思虑过度，阴血暗耗，导致阳亢化风，风火相煽，气血逆乱于上，则发中风。正如《素问·六元正纪大论》曰："木郁之发，耳鸣眩转，目不识人，善暴僵仆。"

3. 饮食不节

平时饮食过度，嗜食肥甘厚腻，脾胃受伤，运化失调，痰浊内生，痰浊阻络，血脉运行不畅，可致肢体麻木不利，痰浊上蒙清窍可致神志不清、脑窍失养、口舌歪斜。《丹溪心法·论中风篇》有云："东南之人，多是湿土生痰，痰生热，热生风也。"痰浊郁而化热，热极生风，痰热夹风上扰清窍，可致中风发作。

4. 过度劳倦

凡事过于劳心劳力，导致机体阴阳失衡，均可伤及气血阴阳。气血亏虚，清窍空虚，气虚血瘀，瘀阻脉络，筋脉失于濡养，可致半身不遂。劳倦过度，日久致阴血不足，阳浮于上，阴虚阳亢，肝风内动，气血逆乱，上冲脑窍，可引发中风之症。正如《杂病源流犀烛·中风源流》曰："劳倦过甚，耗其精血，虽其少壮，无奈形盛气衰，往往亦成中风；或因劳乏过度，正气衰弱，气血不足，营卫失调，风邪乘虚而入，使气血痹阻，肌肤筋脉失濡养而见偏枯。"

5. 外感寒邪

刘月婵认为，中风多发于秋冬寒冷季节。《素问·调经论》曰"寒独留，则血凝泣，凝则脉不通"，指出寒主收引，寒性凝滞，机体感受寒邪，寒邪凝滞血脉，血脉运行不畅，瘀血内生，阻于清窍，引起口眼歪斜、肢体偏瘫。

中风多由几种致病因素夹杂而致，总的病机是机体气血阴阳失调为内因，兼有痰浊、瘀血、外邪等因素共同作用于机体而致病。

（四）中风的治法

中风治疗以气血阴阳亏虚为本，痰浊、火、瘀血为标，务必标本兼治。辨证用药既要祛邪，又要固本。中风发作初期，以祛邪为主，兼以固本；中风缓解期应以本为重，注重调脏腑、调阴阳、调气血。

1. 息风化痰通络，活血醒神开窍

"百病皆由痰作祟。"中风急性发作多因患者痰湿之体，携风阳之邪，风痰上扰清窍，瘀阻脉络而致。正如朱震亨的《丹溪心法·中风》云："中风大率主血虚有痰……半身不遂，大率多痰。"对于突发头晕或神志欠清，伴有口舌歪斜、半身不遂、语言欠利、舌质红、苔白腻或微黄、脉弦滑或弦滑细数者，应当予以息风化痰、活血通络、醒神开窍。或有风痰化热、内热炽盛、腑实内结，症见头昏脑涨、言语不清、肢体偏瘫、口臭口苦、大便不通者，可予以化痰通络、通腑泄热之法。

2. 平肝潜阳，活血通络

"诸风掉眩，皆属于肝。"平素性情急躁易怒者，容易肝阳上亢、化风内动，风阳上扰清窍，引起中风发作。临床可见头晕目眩、口眼歪斜、言语不利、肢体偏身麻木、舌质红、苔白或黄、脉弦。其治疗上应予平肝潜阳、活血通络之法。

3. 益气扶正，祛瘀和络

王清任的《医林改错》有云："人过半百元气已虚，气虚无力推动血行，使之淤血偏滞于体，乃罹患偏瘫。"对于中风恢复期或后遗症期患者，

其病多因正气亏虚，血行无力，脉络瘀阻，脑髓失养，神明失用；临床表现为倦怠乏力，言语不利，口角歪斜，半身不遂，肌肤麻木不仁，舌暗淡、苔白，脉多见弦滑细；其治疗宜益气扶正、活血化瘀和络。

4. 温阳化痰，舒筋活络

若体质虚弱，感受寒邪，伤及阳气，阳虚痰凝，可致肢体挛急、筋脉失养；临床出现口角流涎、肢体一侧活动不利、舌质淡暗、苔白、脉沉细者，可予以温阳化痰、舒筋通络。

对于中风，一定要早发现、早治疗，抓住治疗时机。如不及时治疗，往往可迁延数月至数年，病程较长，影响生活质量。除了药物治疗，中风的治疗还须结合中医传统外治法，如针灸、推拿等，内外兼治，方疗效显著。

第三节　脾胃病论治学术思想

一、痞满

痞满是指以自觉心下痞塞、胸膈胀满、触之无形、按之柔软、压之无痛为主要症状的病证。其临床主要表现为上腹部胀满不舒，如延及中下腹部则称为脘腹胀满。西医学中的慢性胃炎、胃下垂和功能性消化不良等属于本病范畴。按部位可分为胸痞、心下痞等。心下即胃脘部，故心下痞又可称胃痞。

现代社会竞争激烈，工作压力较大，生活作息多不规律，起居无节，饮食无常，使得脾胃疾病发病率呈上升趋势，痞满作为慢性胃炎等脾胃系疾病的常见症状，在普通人群中较为多见。

春秋战国时期，本病始称为"否""否塞""否隔"等，如《素问·五常政大论》云"备化之纪……其令湿，其藏脾……其病否""卑监之纪……其发濡滞，其藏脾，其病留满否塞"，并认为其病因是饮食不节、起居不时和寒气为患等。如《素问·太阴阳明论》云："饮食不节，起居不时者，阴受之……阴受之则入五脏，入五脏则䐜满闭塞。"《素问·异法方宜论》云："脏寒生满病。"《素问·至真要大论》云："太阳之复，厥气上行……心胃生寒，胸膈不利，心痛否满。"

痞满的辨证论治奠基于张仲景，隋唐时期有所充实，金元时期逐渐深入，明清期间日趋完善。前人有关痞满症候、病因病机和辨治理论或实践都为后世进一步研究本病奠定了基础。

张仲景在《伤寒论》中明确指出："若心下满而硬痛者，此为结胸也，大陷胸汤主之。但满而不痛者，此为痞，柴胡不中与也，半夏泻心汤主之。"将痞满与结胸做了鉴别，并创诸泻心汤及旋覆代赭汤治疗痞证。对热聚于胃，心下痞，按之濡，关脉浮者，用大黄黄连泻心汤治疗；对热陷于内，阳虚于外，心下痞，恶寒汗出者，用附子泻心汤治疗；对胃气不和而挟水寒，心下痞硬，干噫食臭，腹中雷鸣下利者，用生姜泻心汤治疗；对脾胃虚较甚，客气上逆，心下痞硬满，下利日数十行，谷不化，腹中雷鸣，心烦不得安者，用甘草泻心汤治疗；对胃气上逆较甚，呕而肠鸣，心下痞者，用半夏泻心汤治疗；对胃虚浊气上逆，心下痞硬，噫气不除者，用旋覆代赭汤治疗；对胃有停饮，饮阻中阳，心中痞，诸逆心悬痛者，用桂枝生姜枳实汤治疗。张仲景治痞，理法方药颇为周详，被后世视为治痞之规范。

巢元方的《诸病源候论·诸痞候》曰："诸痞者……方有八否，五否或六否，以其名状非一，故云诸否。"他认为，痞满的病因非止一端，且强调引起痞满的内在因素，探讨痞之病因病机。他指出："否者，塞也，言脏腑否塞不宣通也。"痞是因为"忧恚气积，或坠堕内损"，其病机为"荣卫不和，阴阳隔绝，而风邪外入，与卫气相搏，血气壅塞不通"。痞之症状为"腹内气结胀满，时时壮热"。

朱肱的《类证活人书》曰："审知是痞，先用桔梗枳壳汤尤妙，缘桔梗枳壳，行气下膈，先用之无不验也。"他认为，痞满之病机为中焦气机阻滞、升降失职，理气通导为治疗之首选。痞满常虚实夹杂，实中有虚，虚中有实，先用桔梗枳壳汤行气下膈，使气机通畅及脾胃升降功能恢复正常，则痞满自消。

李东垣的《脾胃论》说橘皮枳术丸"治老幼元气虚弱，饮食不消，脏腑不调，心下痞闷"，论述了橘皮枳术丸可治老人和小儿元气虚弱、饮食不化，使脏腑功能不调之心下痞闷。又在他处论述枳术丸的功用为"治痞，消食强胃"。"脾宜升则健，胃宜降则和"，胃气强则消化功能旺盛，就不会有饮食停滞，心下痞闷之感。

《普济方·虚劳心腹痞满》曰："夫虚弱之人，气弱血虚，荣卫不足，复为寒邪所乘，食饮入胃，不能传化，停积于内，故中气痞塞，胃胀不通，故心腹痞满也。"这说明脾胃虚弱可导致痞证。素体脾胃虚弱，脾失健运，运化失常，胃纳呆滞，饮食停滞而为痞满。

张景岳的《景岳全书·痞满》曰："痞者，痞塞不开之谓；满者，胀满不行之谓，盖满则近胀，而痞则不必胀也。所以痞满一证，大有疑辩，则在虚实二字。凡有邪有滞而痞者，实痞也；无邪无滞而痞者，虚痞也。实痞实满者，可散可消；虚痞虚满者，非大加温补不可。此而错用，多致误人。"他认为，对痞满的辨治应分虚痞与实痞两大证型论治。治实痞，重在疏理兼扶脾。治疗虚痞当补益脾胃为先。但虚痞虽以脾胃气虚为病变基础，但以满闷不舒、闭塞不通为直接病机特点，治疗上在健脾益气时要适当疏导，气机通则痞满除。

《医学正传·痞满》载："故胸中之气，因虚而下陷于心之分野，故心下痞。宜升胃气，以血药兼之。若全用利气之药导之，则痞尤甚。痞甚而复下之，气愈下降，必变为中满鼓胀，皆非其治也。"此论述了虚证之痞是因气虚下陷而致，因此，宜升胃气。若见痞而用辛散之药，则更耗气，则痞益甚。痞非胀也，不能用下法。

清代李中梓的《证治汇补·痞满》云："大抵心下痞闷，必是脾胃受亏，浊气挟痰，不能运化为患。初宜舒郁化痰降火，二陈、越鞠、芩连之类；久之固中气，参、术、苓、草之类，佐以他药。有痰治痰，有火清火，郁则兼化。若妄用克伐，祸不旋踵。又痞同湿治，惟宜上下分消其气，如果有内实之症，庶可疏导。"他认为，痞满为本虚标实之证。脾胃虚弱为本，痰、火、郁为标。本虚不能妄用攻伐，初宜舒郁化痰降火，病久者宜益气健脾，兼以化痰降火解郁。《证治汇补》亦云："肥人心下痞，湿痰也，二陈二术……瘦人心下痞，乃郁热也，宜枳实、黄连以导之，葛根、升麻以发之。"李氏提出，治疗痞病时应结合体质进行辨证论治。

清代林珮琴的《类证治裁·痞满》载："痞则闭而不开，满则闷而不舒。病在胸膈气分，而外不胀急，但不知饥，不欲食。"他认为，不知饥、不欲食是本病的另一特点。

清代沈金鳌的《杂病源流犀烛》载："虚则补其气，实则消食、豁痰、除湿、清热、消导，但不可用峻剂。"这说明脾失健运，致饮食停滞或水湿不化，痰气交阻，中焦气机不利，升降失司，而成痞满；治疗上应消食导滞、清热除湿、化痰消痞。

刘月婵认为，痞满主要因感受外邪、内伤饮食、情志失调、体虚久病等，引起营卫不和、气机不畅，或食滞内停、痰湿中阻，或肝郁气滞、横逆犯脾，或运化无力、气机呆滞，进而导致脾胃纳运失职、清阳不升、浊阴不降、升降失司、发为胃痞。

（一）感受外邪

外感寒邪，卫行不畅，气滞于内，或误下伤中，邪气乘虚内陷，结于胃脘塞中焦气机，升降失司，遂成痞满。如《伤寒论·辨太阳病脉证并治下》云"脉浮而紧，而复下之，紧反入里，则作痞，按之自濡，但气痞耳""伤寒大下后，复发汗，心下痞"。

（二）内伤饮食

饮食不节，恣足口欲，纵享冷饮生鲜，嗜食肥甘厚味，贪饮酒浆醪醴，越脾胃运化之权，饮食化积，痰湿内生，气机被阻，而生痞满。《兰室秘藏·中满腹胀》云："或多食寒凉及脾胃久虚之人，胃中寒则胀满，或脏寒生满病。"又曰："亦有膏粱之人，湿热郁于内而成胀满者。"又如《赤水玄珠·痞气门》云："至于酒积杂病，下之太过，亦作痞。"

（三）情志失调

抑郁恼怒，情志不遂，肝气郁滞，失于疏泄，横逆乘脾犯胃，脾胃升降失常，或忧思伤脾，脾气受损，运化不利，胃腑失和，气机不畅，发为痞满。如《景岳全书·痞满》言："怒气暴伤，肝气未平而痞。"《诸病源候论》云："由忧恚气积，或坠堕内损所致。"

（四）体虚久病

先天禀赋不足，素体脾胃气虚，中焦升降无力，或气虚日久渐至阳虚，寒邪伤中，中焦失于温运，或痰湿之邪、肝气郁滞日久化火伤阴，阴津伤则胃失濡养，受纳腐熟无权，而成虚痞。《普济方·虚劳心腹痞满》云："夫虚劳之人，气弱血虚，荣卫不足，复为寒邪所乘，食饮入胃，不能消化，停积于内，故中气痞塞，胃胀不通，故心腹痞满也。"

现代医学认为，慢性胃炎是一种由幽门螺旋杆菌感染、自身免疫反应、胃酸高分泌、胆汁反流、不良饮食习惯、药物刺激、精神刺激等多种因素引起的疾病，主要通过根除幽门螺旋杆菌、抑制胃酸分泌、促进胃肠动力及保护胃黏膜等方法治疗，但往往难以取得满意的疗效，且复发率较高。痞满的病程长，病种复杂，病情缠绵反复，临床治愈率低，复发率高，中医对痞满的治疗优势明显。

本病病情迁延，久病必虚，故其本在于脾胃气虚，治当以补益脾胃为主。叶天士云："脾宜升则健，胃宜降则和。"刘月婵认为，脾贵在运不在补，健脾常用太子参、白术、薏苡仁、扁豆等甘平微温之品。太子参健脾益气，而不化燥伤阴；白术配黄芪可健脾益气以促生化之源，配枳实可消食导滞，故《本草汇言》云："白术乃扶植脾胃、散湿除痹、消食除痞之要药也。脾虚不健，术能补之；胃虚不纳，术能助之。"薏苡仁、扁豆健脾益胃，甘淡渗湿，除湿而不助燥，益气而不滋腻；醒脾喜用薄荷、荷叶，取其芳香醒脾，升清阳，降浊阴；且二药入肺经，肺与大肠相表里，可起启上开下之效。而降胃之法多样，包括理气、化滞、通腑、降浊、通阳、辛散等。临床用药中，常选用芳香轻灵的药品，如木香、佛手、香橼皮、紫苏梗、陈皮等。

气机郁滞是胃痞的一个重要病机。究其原因，刘月婵认为，一是肝气犯胃，二是脾胃因虚而滞，二者又相互影响。前者可用舒肝和胃之法，常用四逆散化裁；如有化热、伤阴，选用丹栀逍遥散化裁，可理气舒肝、养阴柔肝、健脾抑肝、清肝胃郁热，切中病机。后者见气虚而滞者常用玉屏风散、五味异功散化裁；阴虚而滞者常用沙参麦冬汤、一贯煎、百合台乌汤化裁。广州地区，气候温热潮湿，病多湿热，且湿为阴邪，其性黏滞，热为阳邪，易伤阴液，二者常互结为患。湿在中焦者，当以清热化湿、宽中健脾为治。刘月婵分别采用芳香化湿、苦温燥湿、淡渗利湿诸法，选用苏叶黄连汤、藿朴夏苓汤、三仁汤化裁，如湿热伤阴，则用甘露饮化裁。湿为阴邪，非温不化，刘月婵喜用藿香、佩兰、豆蔻芳香化湿，苍术、白术苦温燥湿，茯苓、薏苡仁、冬瓜仁淡渗利湿，佐石菖蒲开窍醒脾，厚朴宽中理气。热重于湿者，热在肝用牡丹皮、栀子、蒲公英；热在胃用黄芩、连翘。用苦寒清热药时，当佐生姜、吴茱萸、高良姜、小茴香、砂仁等辛温之品，以防苦寒伤胃，配伍上根据患者病情不同，循阴阳之道，温凉相佐，寒热并用，使清热而不苦寒败胃，化湿而不辛燥助热。胃痞病程绵长，久病成瘀，故刘月婵重视从瘀论治。气滞血瘀者，喜用丹参饮，理气活血；血瘀有热者喜用下瘀血汤，化瘀清热。此外，治胃痞还喜用术术配黄芪益气化瘀、两面针佐九节茶行气清热活血。血瘀较久，疼痛较剧者，用全蝎活血通络、解痉止痛。伴便秘者，用桃仁配杏仁化瘀通便。

胃痞病程长，病机复杂，发生、发展与多个脏腑密切相关。张介宾提出"调五脏可以安脾胃"，即是强调脾胃与其他脏腑间的密切关系。刘月婵认为本病与肝胆、肺肾密切相关。肝胃相通，相互影响，"肝为起病之源，胃为传病之所，凡醒胃必制肝"。如肝火乘胃，胃脘痛、泛酸，多用泄肝和胃法，方用金铃子散、左金丸；肝气郁结乘胃引起脘胁胀痛者，多用四逆散加味；如兼有肝阴亏损，则加用白芍、熟地黄、山茱萸柔以治之；如郁而化热则加牡丹皮、栀子清热泻火；如脾虚肝乘，腹痛腹泻，泻则痛减，痛泻要方主之。脾为肺之母，且肺与大肠相表里，所以脾肺关系密切。如脾胃虚弱，兼见气短神疲，易外感，多为土不生金，可用玉屏风散以健脾胃，生肺气，亦可佐金平木以免肝旺克脾，可谓一石三鸟。如痞满、便秘，可启上开下，用瓜蒌、枇杷叶、桔梗等宣泄肺胃壅滞之气，使胃气和，腹气通，便畅痞消。本病病程长，久病及肾，或肾阳亏虚，不能鼓舞脾阳，出现大便溏泄、完谷不化、肢冷乏力，多用参苓白术散加鹿角霜、补骨脂、五味子、肉豆蔻以补肾健脾。

刘月婵遣方轻灵，用药有以下特点：一是用药平和，慎用峻药。本病病程长，用药不宜峻猛，以防伤正，在辨证的基础上，多用平正轻灵之品。二是配伍多用反佐，补脾胃而不因补生滞，燥湿谨防过燥伤阴，清热而无苦寒伤胃，理气而不伤气，活血兼顾养血，养阴不忘和运。三是主张梯度用药，不可为取速效，辄用峻药。如胃脘痛对症用药，先用延胡索、柴胡，后用蒲黄、五灵脂，最后用土鳖虫、全蝎等理气化滞、活血化瘀或化瘀通络，择法用药，以防峻烈伤正。四是结合病理胃镜及现代药理学研究，注重辨病用药。对于伴有肠化生或不典型增生者，加用莪术、白花蛇舌草、半枝莲、薏苡仁以防癌变，使肠化生及不典型增生逆转；伴幽门螺旋杆菌感染者加无花果、蒲公英、白花蛇舌草、黄连、黄芩等；伴胃黏膜糜烂或溃疡时加三七粉、白及粉、浙贝母粉、珍珠粉冲服；伴胆汁反流者，加代赭石、旋覆花；有胃黏膜充血、水肿时，多加蒲公英、败酱草、薏苡仁、浙贝母等清热解毒。刘月婵用药既体现了辨证论治的原则，又发挥了辨病用药的优势。

二、胃脘痛

胃脘痛，也称"胃痛"，是指以上腹胃脘部近心窝处疼痛为主要特征的病证，为临床常见的内科病证。胃痛是常见多发病。随着社会压力的增加和生活节奏的加快，胃痛的发病趋势呈现年轻化，尤其是上班族，发病率呈逐年上升趋势，且复发率较高。据世界卫生组织统计，胃病发病率高达80%。中国肠胃病患者有1.2亿，可以说是"胃病大国"了。

现代医学中的急、慢性胃炎，消化性溃疡，胃痉挛，胃癌，胃下垂，胃神经官能症，十二指肠球炎，以及部分肝胆疾病、胰腺炎等以上腹部疼痛为主要表现时，均可参考本病辨证治疗。

中医认为，胃痛初发多属实证，其病主要在胃，间可及肝；病久常见虚证,其病位主要在脾,亦有虚实夹杂者,或脾胃同病,或肝脾同病。

(一) 外邪犯胃

外邪之中以寒邪最易犯胃,夏暑之季暑热、湿浊之邪也间有之。邪气客胃,胃气受伤,轻则气机壅滞,重则和降失司,而致胃脘作痛。寒主凝滞,多见绞痛;暑热急迫,常致灼痛;湿浊黏腻,常见闷痛。

(二) 饮食不节

胃主受纳,开窍于口。若纵恣口腹,饥饱失调,寒热不适,偏嗜烟酒,或用伤胃药物,均可伐伤胃气,使气机升降失调而致胃痛。目前,临床上以过食肥甘及烟酒过多致病最为常见,因厚味及烟酒皆为湿热或燥热之性,停于胃腑伤津耗液为先,久则损脾。

(三) 情志不畅

情志所伤,使肝、脾功能受到影响,也会引起胃痛。如气郁恼怒则伤肝,肝气失于疏泄条达,横犯脾胃,而致肝胃不和或肝脾不和,气血阻滞则胃痛;忧思焦虑则伤脾,脾伤则运化失司,升降失常,气机不畅也会致胃痛。

(四) 脾胃虚弱

劳倦太过,失血过多,或久病不愈,伤及脾胃;或身体素虚,脾胃不健,运化无权,升降转枢乏力,气机阻滞而致胃病;若中气下陷者,病情可进一步加重;若脾胃阳虚、阴寒内生,胃络失于温养,则拘急而痛。若胃病日久,阴津暗耗,胃失濡养,气机失调,也可致胃痛。

综上所述,中医认为,胃痛与胃、肝、脾关系最为密切,初起病位主要在胃,间可旁及于肝;病久则主要在脾,或脾胃同病,或肝脾同病。胃为阳土,喜润恶燥,主受纳、腐熟水谷,以和降为顺。胃气一伤,初则壅滞,继则上逆,此即气滞为病。其中,首先是胃气的壅滞,无论外感、食积均可引发;其次是肝胃气滞,即肝气郁结,横逆犯胃所造成的气机阻滞。气为血帅,气行则血行,故气滞日久,必致血瘀,也即久病入络之意。另外,"气有余便是火",气机不畅,蕴久化热。此火也有单纯在胃或同在肝胃之说。火能灼伤阴津,或出血之后,血脉瘀阻而新血不生,致阴津亏虚。阴血虚少也有胃阴不足或脾胃、肝胃、肝脾阴虚的不同。胃病延久，内传于脾，脾属阴土，喜燥恶湿，主运化输布精微，以升为健。故脾气受伤，轻则中气不足、运化无权；继则中气下陷，升降失司；再则脾胃阳虚，阴寒内生，胃络失于温养。总之，胃痛病因虽有上述种种不同，病理尚有虚实寒热、在气在血之异，但其发病机制确有共同点，即所谓"不通则痛"或"不荣则痛"。若胃痛失治误治，血络损伤，则可见吐血、便血等证。

临床特点为：上腹部近心窝处发生疼痛。常包括现代医学中消化性溃疡、急慢性胃炎、胃神经官能症、胃下垂等疾病。临床应根据胃痛的不同特点，分辨不同的疾病。若病程较长，胃痛反复发作，痛的时间有规律性，常伴有嗳气、嘈杂、吞酸，应考虑为消化性溃疡；若上腹部疼痛闷胀，无明显规律性，食后加重，纳差，嗳气，呕吐，局部压痛较广泛而不固定，应考虑慢性胃炎；若胃脘胀痛，常随情绪的变化而增减，痛无规律性，经各种检查无器质性病变时，应考虑为胃神经官能症；若患者形体瘦削，食后脘腹胀痛不适，站立时胃痛加剧，平卧时减轻，应考虑为胃下垂；若胃痛兼有水声漉漉，泛吐痰涎清水量多，或食后呕吐者，每见于并发幽门梗阻的患者；若突然上腹部剧痛，并有明显压痛、反跳痛，腹部肌肉紧张，肝浊音界缩小或消失，X射线透视见膈下有游离气体，多为溃疡病穿孔；中老年患者胃痛经久不愈，疼痛规律性消失，消瘦，贫血，或大便隐血持续阳性，应考虑有恶性病变的可能。

理气和胃止痛为治疗胃痛的大法，但久用辛香理气之剂易耗阴伤气，尤其肝胃郁热、胃阴不足患者，治疗时辛香热燥、苦寒清热的药物不宜多用，以免损伤胃气，耗伤胃阴，宜"忌刚用柔"。如治疗胃阴不足证，应在养阴清热基础上疏肝调气，如用沙参、麦冬、玉竹、石斛、山药等甘凉濡润之品以养阴清热；用乌梅、木瓜、白芍、山楂、甘草等酸甘之品以养阴柔肝；用玫瑰花、佛手、绿萼梅、香橼等辛平之品以疏肝调气。

慢性胃痛多兼有血瘀，即"久病入络""胃病久发，必有聚瘀"，治疗应重视活血祛瘀药的运用，常用药如郁金、延胡索、田七、莪术、红花、赤芍等。同时，根据不同证候配合其他治法方药，如瘀热者，配用赤芍、茜草根等以凉血活血；瘀毒者，配用半枝莲、白花蛇舌草等以解毒祛瘀；气虚者，配用黄芪、党参等以益气行血；阴虚者，配用沙参、麦冬等以养阴畅血。

治疗胃痛应辨清疾病本质，抓住主要病机，即胃气郁滞，失于和降，不通则痛。在针对主要病机的同时，还要兼顾虚实寒热，并消除痰湿、血瘀等病理产物性因素的影响，采用"理气和胃止痛"之法，合理配伍药物。

第四节　妇科病论治学术思想

一、妇科病常见病种

中医理论基于女性生理特征，将妇科疾病主要分为"经""带""胎""产""杂"五类。"经"，即月经病，是指月经周期本身异常，或经期出现其他不适症状。"带"，即带下病，指女性带下的色、质、味和量异常或伴有其他局部症状等；"胎"，即胎前病，又叫妊娠病，指所有与妊娠相关的疾病；"产"，即产后病，指所有与分娩或产褥相关的疾病；"杂"，即不能归属到经、带、胎、产的疑难杂症。

二、常见妇科病的病名沿革

妇女带下的量明显增多，色、质、气味发生异常，或伴全身、局部症状者，称为带下病，又称"下白物""流秽物"。带下病相当于西医学的阴道炎、子宫颈炎、盆腔炎、妇科肿瘤等疾病引起的带下增多。带下病以带下增多为主要症状，临床必须辨证与辨病相结合进行诊治。带下病以湿邪为患，故其病缠绵，反复发作，不易速愈，而且常并发月经不调、闭经、不孕等疾病，是妇科领域中仅次于月经病的常见病，应予以重视。

中医古代医籍中并无"更年期综合征""绝经前后诸症"等病名。中医病名大多以症状命名，对于绝经前后诸症相关症状方面，历代医家中医文献多命名为"脏燥""百合病""郁证""梅核气""不寐"等。

"痛经""不孕""不育"等病名现代中西医共用互通，虽然中医古籍中并没有"痛经""不孕症"等病名，但对于其症状有明确的描述，巢元方《诸病源候论·妇人杂病诸候》谓："妇人月水来腹痛者，由劳伤气血，以致体虚，受风冷之气，客于胞络，损伤冲任之脉。"此"妇人月水来腹痛"指的就是我们常说的痛经。

最早关于"子宫寒冷"的记载见于《神农本草经·上品·玉石》："女子风寒在子宫，绝孕十年无子。"《金匮要略·妇人杂病脉证并治第二十二》载温经汤"亦主妇人少腹寒，久不受胎"。古籍中所描述的"绝孕""无子""久不受胎"就是我们常说的不孕症。

三、妇科病的病因病机

（一）肝失疏泄

临床中妇科患者主诉较常见的有痛经、月经不调、小腹冷、经期乳房痛、白带多、手脚冰凉、经期吐泻、胸闷心烦、失眠、抑郁悲伤或易怒等，常见疾病包括月经不调、闭经、子宫肌瘤、卵巢囊肿、输卵管不畅、乳腺结节性增生、痛经、不孕、带下、人乳头状瘤病毒感染等。病位大都集中在子宫、卵巢、乳腺部位。把病患部位串联起来有一个规律，足厥阴肝经的循行部位正好涵盖了这些妇科疾病的相关部位。《灵枢·经脉第十》曰："肝足厥阴之脉，起于大趾丛毛之际，上循足跗上廉，去内踝一寸，上踝八寸，交出太阴之后，上腘内廉，循股阴，入毛中，过阴器，抵小腹，挟胃，属肝，络胆，上贯膈，布胁肋，循喉咙之后，上入颃颡、连目系，上出额，与督脉会于巅。"肝经循行"环阴器，抵小腹"，阴器、小腹是女子子宫、卵巢所在，也是妇科疾病发生的主要器官。乳腺外侧属胁肋部位，其外上象限是乳腺疾病的高发区域。

（二）先天亏虚

先天是指人体在受胎之始所禀受于父母的物质能量和生命的动力。肾作为先天之本，其地位不容置疑。但女子有胞宫，是通行经、带和孕育胎儿之所，胞宫的生理病理与冲任二脉是否通盛有直接关系。尽管肾为先天之本，肾气的盛衰决定着天癸的来潮与衰竭，然而冲任二脉的能量是否充盈与畅通，并不完全取决于肾的作用，与肝的功能正常与否关系十分密切。因肝藏血，主疏泄。肝血旺注于冲脉，则冲脉盛；肝气条达舒畅，则任脉通，胞宫才能保持其正常的生理活动。叶天士《临证指南医案》"淋带"案云："女科病多倍于男子，而胎产调经为主要。淋带瘕泄，奇脉虚空，腰背脊胥牵掣似坠，而热气反升于上，从左而起，女子以肝为先天也。"

《素问·上古天真论篇》云："女子七岁，肾气盛，齿更发长；二七而天癸至，任脉通，太冲脉盛，月事以时下，故有子也。"女子怀孕，必须有几个先决条件：第一肾气盛，第二任脉通，第三太冲脉盛，第四是月事以时下。也就是说怀孕要肾气达到一定水平，五脏能量充盈通达，而太冲为血海，血为肝之所藏，故"月经以时下"与肝主藏血、肝主疏泄这两大功能极为密切。

女子属阴，以血为本，在生理上有经、带、胎、产之特点，而月经每月一潮和生产屡伤于血，故使机体处于"有余于气，不足于血"的生理欠平衡状态。妇科疾病从气血这两方面反映出来，有余于气则肝气易郁易滞，不足于血则肝血易虚，情绪易于抑郁，导致肝的疏泄和藏血功能失常的病变。肝为刚脏，最容易气血动荡，情绪激动时勃然大怒，所欲不遂则抑郁不乐，甚至不悲自泣，暗自神伤。又女子属阴类，阴性凝结，易于怫郁，而诸郁不离肝，郁怒伤肝而致肝之功能失常，此为妇科病主要病理基础。

《金匮要略》载："妇人之病，因虚、积冷、结气，为诸经水断绝，至有历年，血寒积结胞门，寒伤经络，凝坚在上。""在下未多，经候不匀，冷阴掣痛，少腹恶寒；或引腰脊，下根气街，气冲急痛，膝胫疼烦，奄忽眩冒，状如厥癫；或有忧惨，悲伤多嗔，此皆带下，非有鬼神。""久则羸瘦，脉虚多寒。"这些阐明了因肝血不足、寒凝肝脉、肝气郁结所导致的少腹、气街、带下诸疾和情志改变。乳癖很常见，因足厥阴肝经至乳下。本病多由思虑伤脾、恼怒伤肝、肝气郁结而成，其临床特点是肿块可随情志改变而变化。

女子从有月经开始到绝经期可跨越30余年，也是妇科疾病最集中高发的时间段。《素问病机气宜保命集·妇人胎产论》提出："妇人童幼天癸未行之间，皆属少阴；天癸既行，皆从厥阴论之；天癸已绝，乃属太阴经也。"此为妇科病治法首要从厥阴肝论治提供了理论依据。《金匮要略》卷下详细论述了妇科妊娠、产后、杂病的证治。《金匮要略·妇人妊娠脉证并治第二十》《金匮要略·妇人产后脉证并治第二十一》《金匮要略·妇人杂病脉证并治第二十二》共载方剂37个，其中大部分是从肝辨证论治，分为疏肝、柔肝、养肝、温肝、泄肝五种治法。

（三）肝郁气滞、气滞血瘀

柔肝法如产后腹痛，烦满不得卧用枳实芍药散；妇人怀娠，腹中痛用当归芍药散。养肝温肝法方剂较多，如产后虚羸不足用《备急千金要方》

内补当归建中汤；产后下利虚极用白头翁加甘草阿胶汤；产后的调理和保养用当归散；半产瘀血在少腹不去，少腹寒，久不受胎，崩中去血，月水来过多，及至期不来用温经汤；治腹中寒疝，虚劳不足，产后腹中痛用当归生姜羊肉汤；妊娠半产漏下用胶艾汤。疏肝法有妊娠不能食用桂枝汤；妊娠癥痼为害，漏下用桂枝茯苓丸。泄肝法有"刺期门法"，还有治疗"肝着"用旋覆花汤。这些都是现代临床上经常使用的方剂。《傅青主女科》反复提及"肝气之郁""肝经之郁""肝气为之闭塞""肝气之逆""肝气不能舒""肝木不舒""肝气之不通"为经、带、胎、产及妇科疑难诸病的病因病机。书中所列带下、血崩、调经、经闭、种子、妊娠、小产、难产、正产、产后等11门共78条条文中以"肝郁"为主要病机，以疏肝法为主要治法的就有21条，足见疏肝法在妇科病证中的广泛应用。治疗产后抑郁症应从肝立法，宜从养肝、疏肝、清肝方向着手选方。

"肝以血为本，以气为用。"因此，肝气指肝的生理功能，也包括一定的物质含义，病理情况下，既有肝体不足之血虚，亦有肝用不及之气虚。《谦斋医学讲稿》言："肝虚证有属于血亏而体不充的，也有属于气衰而用不强的。"所以，肝气虚是指肝"用"不足的病理失衡。肝气虚证是因肝气不足，升发异常，气机失调，引起肝疏泄、藏血功能异常，继则引起其他脏腑气血功能失常的一种证型。中医认为，肝气虚的病因多为情志内伤、耗伤肝气，久病体弱、他脏伤肝，劳逸失调、损伤肝气，用药不当、攻伐无度等所致。肝与情绪的关系最为密切，妇人多思善虑，易生惊恐，久则内伤肝气。肝为罢极之本，过劳伤脾，亦损肝气；妇人经、带、胎、产，失血过多肝血不足，则肝气虚弱（血不载气）；肝为肾之子，肾气不足，母病及子，耗伤肝气。脾胃为后天之本，若脾虚血少，则肝血亏虚，肝气不足。此外，妇人多郁善怒，疏肝理气为调经常法，但临床不乏误用、过用、滥用香燥理气之品，久则伤气、伤阴引起肝气亏虚。《素问·上古天真论篇》曰："丈夫……七八，肝气衰，筋不能动。"可见，肝气虚与年龄因素相关，因此女性随着年岁渐长，亦会出现肝气亏虚。肝气虚是月经病的共性病机，肝血下注冲脉，肝气之疏泄调控血海定期蓄溢，参与月经周期、经期与量的调节。若肝气亏虚必影响肝之疏泄与藏血功能，势必经行失调，或崩或闭等疾病蜂起。《医学传心录》曰："女人经水不调皆是气逆。"《普济本事方·妇人诸疾门》云："妇人室女以肝气为主，盖肝乃血之府库，肝既受病，经候愆期，或多或少，或闭断不通。"可见，肝气虚或是月经病的共性病机。

（四）肝气亏虚

肝气虚引起情绪异常，女子多曲隐之情，情志异常影响气血周流，于女子最易导致月经病变。《素问·方盛衰论篇第八十》曰："肝气虚，则梦见菌香生草。"《灵枢·本神第八》曰："肝藏血，血舍魂，肝气虚则恐。"肝气虚则使人恐惧，无以条达，导致气逆，情志不利，肝气郁结，血行不畅，脉络受阻，常见月经后期、闭经、痛经。肝郁并非尽为实证，肝气虚，升发不及则情志郁结，疏散宣泄功能失司，则气机升降转输不利，血行不畅，脉络受阻，从而影响冲任二脉，致使冲任失调，血海蓄溢失度而经乱。肝气虚无以生化精血，血之与气，互为依存扶持。肝血之升降出入、封藏泄泻，实皆从乎肝气。《血证论·阴阳水火气血论》云："运血者，即是气。"气的充盛，气机调畅，才能使血液的运行得到保证，才能为气的生成提供营养。故肝气与肝血在生理上密切相依，病理上相互影响，不可分割。肝气虚，则肝血不足（气不化血），引起阴血不足而不能盈余冲任，则血海空虚无血可下，冲脉衰而女子不月，临床可见月经量少、月经后期。此外，肝肾同源，肝气不足，子盗母气，可致肾气不足，天癸不至，精血不充，血海不盈，临床可见月经超期或延后、量少色淡、渐至闭经，头晕耳鸣，腰膝酸软，神倦肢冷，纳少便溏，舌质淡，苔薄白，脉沉细。适宜补肝肾法。

肝主疏泄，具有调畅气机、推动血液和津液运行的作用，女子月事以时下等生理功能全赖肝气正常疏泄条达。肝气虚则疏泄不利，经血不运，不能下入冲脉，血海无以按时满溢则见经量减少、闭经；上不可滋心血安神，可见经期心烦。疏泄无度，可致血海蓄溢失常，致月经先后无定期。此外，肝气虚日久，则见虚寒、肝劳，甚则肝气虚脱，寒则血凝，见经少痛经，若气脱则为漏为崩。脾胃需得肝木以助运化水谷精微。《素问·宝命全形论篇》曰："土得木而达。"《血证论·脏腑病机论》曰："木之性主于疏泄，食气入胃，全赖于肝木之气以疏泄之，而水谷乃化。"若肝气虚无以疏泄，脾之清气不升，胃所纳水谷精微无以旁达周身，滋养先天，而化经血，脾虚又可内生痰湿，阻滞冲任，虚实错杂而致月经量少、稀发甚则闭经。此外，木不疏土，脾运不健，尚可致肝虚脾弱，从而引起肝脾不和的病理表现，可见经行情志异常、月经先后不定期、经行泻泄等月经病伴见纳呆、腹胀等胃肠症状。肝主疏泄与肾主封藏之间亦存在相互制约、相辅相成的关系，主要表现在女子的月经来潮等生理功能上。肝气虚引起疏泄不及则肾封藏开阖失职，开而不阖则见月经先期、量多。

肝气虚则藏血失司，"女子以血为本"，经血原本是阴血，赖肝所藏之血以充实，下注冲任，血海盈溢，促使经事来潮。唐宗海的《血证论·吐血》认为，"肝为藏血之脏，血所以运行周身者，赖冲、任、带三脉以管领之也……冲、任、带三脉，又肝所属"。因此，肝之藏血功能（贮藏血液、调节血量）与女子月经休戚相关，肝之藏血作用取决于肝气疏泄功能。肝气虚，一则可致肝血不疏、肝血不藏，固摄失司，引起经量过多、经期延长、甚则崩漏；又可导致冲任血海的蓄溢失常而导致月经病的发生。

补益肝气是月经病的重要治法。周振武的《人身通考》有言："调经尤须养血，血得其养则血自调；养血尤须养气，气得其养则能运。"由此可见，补益肝气对女子补养肝血、调治经血是十分重要的。调经名方逍遥散能疏肝解郁以调经，殊不知其内涵有补益肝气之用。方中君药柴胡有助肝升阳之效，白术益气、健脾，即以补肝，实为补肝气、升肝阳、疏肝气、理肝血之功；且重用黄芪以补肝气。刘月婵对于临床月经病属肝气虚者（即伴见情绪波动、思维迟钝、精神倦怠、惶恐不安、怔忡不宁、舌淡苔薄、脉虚大无力诸症），创"调肝八法"，其中补肝益气法重用黄芪，少佐理气活血之品，药选人参、黄芪、党参、白术、黄精、当归、柴胡、香附、陈皮、丹参。通过补益之法，使气血恢复，脏腑平衡，血海充盈，则经自调。可佐以疏肝理气之药，如柴胡、郁金、佛手等，疏肝气而解肝郁。补肝即是疏肝，肝为刚脏，体阴而用阳，肝之阳气，主升发疏泄，肝气衰，肝用难展，升发疏泄无权，失于条达，传于脾。肝气虚，则水犯脾经，与单纯肝郁有别。对因肝虚致郁，而见胸胁满闷而胀、不欲饮食、食后胀甚、完谷不化，兼有肢体懈怠、气短无力、妇女月经延期量少、舌淡苔白、脉沉细或沉弦无力。治以疏肝益气健脾，方以黄芪健中汤加减，重用黄芪以补肝气，辛甘合用，化生阳气，肝气充盛，疏泄得力，以养肝体而助肝用。补肝理血方面，临床运用中需根据崩漏程度不同，调整补益肝气力度，肝气虚较甚可酌加煅瓦楞子、乌贼骨、仙鹤草强化补益肝气，并根据病程长短及虚实寒热变化酌情加减。

肝主疏泄，最早见于《丹溪心法》："司疏泄者，肝也。"肝的疏泄功能反映了肝为刚脏，主升发、条达、喜躁动的生理特点，对女子来讲，肝主疏泄主要表现在调畅全身气机、推动血液运行和津液输布、促进脾胃运化功能、调节情志、调理冲任五个方面。肝调畅气机是肝主疏泄的基础。气机即是指气的升降出入运动，调畅气机就是调节气的升降出入运动。机体脏腑、经络等功能活动正常与否全赖人身气的升降出入是否有序。清代周学海在《读医随笔》写道："凡脏腑十二经之气化，皆必藉肝胆之气化以鼓舞之，始能调畅而不病。"这说明脏腑和谐、经络通利而不病的前提是气机调畅，因肝能调畅气机，故脏腑气化有赖于肝，由此可见肝的调畅气机作用对脏腑气化生理发挥了举足轻重的作用。

（五）肝血不足

气血均是构成人体及维持人体生命活动的基本物质，时时刻刻相依相随地运行在人身之中。《血证论》曰："气为血之帅，血随之而运行；血为气之守，气得之而静谧。"气属阳血属阴，气血在生理上相互为用，在病理上却相互影响。"气为血之帅"即高度概括了气是血液运行的主导因素：正常生理情况下气行则血行，异常病理状态下气滞则血瘀。肝通过调畅气机以促进血的运行，只有肝主疏泄功能正常，气运通调则血行调和。另外，津液同气血一样，也是构成人体及维持人体生机的基本物质，津液在体内的输布是脾气运化、肺气宣降、肾气蒸化、肝气疏泄和三焦通利等多脏腑密切协调、相互配合的结果。而肝的调畅气机在这纷繁复杂的过程中发挥了重要的调节作用，因为三焦脏腑气机通道顺畅，津液运行顺畅，所以肝气条达能推动津液的输布。脾胃同属中焦，阴阳相和、升降相因、燥湿相济、运纳协调以保证饮食物的消化吸收，因此脾胃共为气血生化之源，被誉为后天之本。

（六）气郁化火

肝的疏泄功能正是气机升降的发始根源。肝之疏泄功能正常，疏通畅达全身气机，分泌排泄胆汁，既助脾之升清又促胃之降浊，协调脾胃气机的升降平衡，饮食物得以消化吸收，血气化源充足，保障女子经、孕、产、乳的正常生理功能而病难从生。这也是化生血气机理的一个重要方面。肝主疏泄还可调畅情志。情志，是指人的情感、情绪变化，是人的精神活动的一部分。人的精神情志活动，除归心所主外，也与肝的疏泄功能密切相关。因为情志活动的物质基础是气血,正常的情志活动必须依赖气血的正常运行。

情志致病往往首先表现为气机紊乱,如《素问·举痛论》曰:"怒则气上,喜则气缓,悲则气消,恐则气下,寒则气收,炅则腠理开气泄,惊则气乱,劳则气耗,思则气结。"但因气帅血母的关系,情志疾病后期逐渐伤及血分,诚如《类证治裁·郁证论治》所云:"七情内起之郁,始而伤气,继必及血,终乃成劳。"相对于男子,女子更易发生情志疾病。《笔花医镜·卷四·女科证治》有云:"妇女之症……然大要不离乎中情郁结者近是。盖妇女阴鸷之性,识见拘墟。一有逆意,即牢结胸中,又不能散闷于外,则郁久而成病矣。"由此可见,女子调畅情志显得尤为重要,运郁就得疏肝。

（七）肝肾同源

《素问·上古天真论》谓:"女子七岁,肾气盛,齿更发长;二七而天癸至,任脉通,太冲脉盛,月事时下,故有子。"女子之所以能有月经并孕育胎儿,是以冲任二脉的盈盛和通调为必要条件的。张景岳的《景岳全书·妇人规》指出:"冲脉为月经之本也。"就经络循行而言,冲脉上至于头,下至于足,贯串全身,为总领诸经气血的要冲。任脉循行于腹部正中,而腹为阴,因此任脉总揽、总任一身阴经脉气。冲任二脉都起于胞中,出会阴后,与足厥阴肝经交会于曲骨,所以古人认为"冲任隶属于肝",肝主疏泄,通过调畅气机可以调理冲任。任通冲盛,月事以下,能有子。总之,肝气调达,则脏腑安和,气血津液充沛,任脉通利、太冲脉盛,月事按时以下,带下分泌正常,易于受孕,胎体壮实,分娩顺利,乳汁充足。若肝失疏泄,气机不畅,诸脏皆郁,津滞血结,百病蜂起,可出现月经不调、带下过多等症,若是已孕则多有胎水肿满、堕胎、小产之变。

肝藏血理论源于《内经》,是指肝具有化藏血液、调节血量及收摄血液的功能。血化生于脾,受藏于肝,故肝有血库、血海、血之府库之别称。《素问·五脏生成篇第十》曰:"肝受血而能视,足受血而能步,掌受血而能握,指受血而能摄。"由此可见,肝储备血液可在机体各脏腑组织缺血时提供不时之需。《灵枢·本神第八》还说:"肝藏血,血舍魂。"这说明肝藏之血是精神情志活动的物质基础。肝血也是女子的经血之源,肝血充足，冲脉血盛，保证月经按时来潮。另外，肝主藏血还能制约肝中阳气，防止其升动太过，保持肝体柔和，维持肝的阴阳平衡，使其发挥正常的疏泄功能。肝胆藏的血液，可根据机体各部分器官活动量的变化而调节输入和输出，以保障各脏腑组织正常生理活动的需求。《素问·五脏生成篇》说："人卧血归于肝。"王冰注解道："肝藏血，心行之，人动则血运于诸经，人静则血归于肝藏，何者，肝主血海故也。"所以，肝能调节血量，是通过肝贮藏血液和调畅气机作用共同实现的：储备充足的血量是血量调节的前提；肝气的条达是血量调节的动力。肝藏血之"藏"，还有约束、固摄之义。《卫生宝鉴》云："夫肝摄血者也。"所以，肝具有收摄血液、防止出血的功能。肝的这种作用是通过肝气与肝血的共同作用来实现的：肝气属阳，肝血属阴，正所谓"阴在内，阳之守也，阳在外，阴之使也"。肝气充盛，能固摄血液，防止其逸于脉外而发生出血；肝血凝聚，亦能使离经之血迅速凝固。因此，只有在肝的气血调和、阴阳协调的状态下，才能收摄血液而不致各种出血现象的发生。

女子一生以血为本，经、孕、产、乳的发生无一不与血有关：经血有赖气血化生，胞胎有赖气血濡养，分娩需借助血濡气推，产后乳汁亦为气血所化。《医学入门》曰："人知百病生于气，而不知血为百病之始也。"血的生成及功用虽涉及心肝脾肾诸脏，但总以肝之藏血最为紧要。若肝不藏血，要么因肝血不足，血海虚空，胞宫失养，出现月经后期、月经过少、闭经、胎萎不长、缺乳等病证；要么则可因收摄无权，血不循经，出现月经过多、崩漏、胎动不安等现象。叶天士《临证指南医案·卷一·肝风》道："肝为风木之脏，因有相火内寄，体阴用阳，其性刚，主动主升，全赖肾水以涵之，血液以濡之……则刚劲之质得为柔和之体，遂其条达畅茂之性。"《血证论·脏腑病机论》也说："故肝主藏血焉，至其所以能藏之故，则以肝属木，木气冲和条达，不致遏郁，则血脉得畅。"叶天士及唐容川所言都表明肝主疏泄与肝主藏血两者之间存在相辅相成的关联，肝主疏泄与肝主藏血共同构成了肝体阴用阳的基础。藏使气固摄有权，血运有节；泄使气固摄有度，血运有力。肝主疏泄有赖于肝主藏血之濡养；肝主藏血又得益于肝主疏泄之条达。肝主疏泄功能正常，则气机调畅，血运通达，肝有血藏；肝主藏血功能正常，则可发挥血的濡养作用，制约肝阳升腾。

总之，月经为女子特殊生理之首，月经的生成和排泄，正是肝主疏泄和肝主藏血相互协调与相互制约的结果。肝主疏泄和肝主藏血关乎肝气肝血、肝阴肝阳，由此可知，肝体本身贵在阴阳和、藏泄和、血气和、升降和与动静和。

综上，鉴于肝之疏泄和藏血功能失调在女子疾病发病中的重要影响，前人意识到从肝论治女子疾病是捷径也是必要手段。《傅青主女科》一书当中贯穿疏肝之法，发前人所未发，强调妇科疾病须从肝论治。叶天士对治肝法亦颇有研究，将"治肝"之思想应用在妇科疾病治疗中，对后世妇科学产生深远影响。"女子以肝为先天"理论问世后，受到后世王九峰、何子淮、刘奉五等知名大家的极力推崇。但"女子以肝为先天"之说常会让人误以为女子有两个"先天"，甚至是对"肾为先天"产生怀疑。对此，刘月婵结合中医"和"的思想，对"女子以肝为先天"进行重新命题，指出"女子以肝和为贵"：既避免了对"先天"认识的误解，又注重女子与肝的生理病理的联系。女子"肝和"则体健寿延，"肝不和"则百病蜂起。

刘月婵强调"和肝"为法，务求"肝不和"之病理恢复至"肝和"之生理。肝为刚木之脏，内寄相火，主疏泄及藏血，体阴而用阳，肝体本身要"和"，肝与他脏也要"和"。

肝和具体表现在藏泄相和、阴阳相和与升降相和。藏泄相和不仅指肝自身的疏泄与藏血功能协调，更突出肝的疏泄与肾的藏精功能相互协调。朱震亨在《格致余论·阳有余阴不足论》中说："主闭藏者，肾也，司疏泄者，肝也。"何梦瑶通过《医碥·卷一·杂症》亦说："藏属肾，泄属肝，此肝肾之分也。"肾主封藏体现了生命活动需要阴精的潜藏，肝主疏泄体现了生命活动依赖阳气升发。两者一藏一泄，在生理上相互依存，在病理上则相互影响。肾藏与肝泄之间的协调趋于"静藏不至于枯寂，动泄不至于耗散"的平衡状态，才能维持和调节机体精、气、血、津液的正常运行。若二者的协调平衡遭到破坏，或肾失封藏，或肝失疏泄，都会影响对立的另一方，而最终导致肾不藏精与肝不疏泄同时发生。

（八）久病及肾

明末清初的李中梓在《医宗必读·乙癸同源论》中说："肝应东方甲乙，于卦为震，于象为雷，雷藏泽中，雷起而火随之。"以雷火出于肝，实为水中之火。肝中之雷火使肝血不凝，保持气机之升，发挥其疏泄的功能；肝血充盛制约肝火亢奋，防止火应迫血或阳亢风动。此为肝之阴阳相和。另外，李中梓在《医宗必读·乙癸同源论》中还说："肾应北方壬癸，于卦为坎，于象为龙，龙潜海底，龙起而火随之。"以龙火起于肾，亦为水中之火。肾中之龙火，使肾水不寒，水火得抓促进其气化功能。龙火与雷火名虽不同，但实质相同，都是水中之火，需阴水（液）方能潜藏宁静，而肾精肝血相互化生，同为阴液，作用于龙火或雷火，可使其静归守位。若肾精不充或肝血不足，则水不制火，龙（或雷）火亢盛，一方面火灼肾阴而致肾阴亏损，一方面则火势凶猛而致肝火上炎。诚如张景岳的《景岳全书》所说："夫相火者……炽而无制，则为龙雷，而涸泽燎原，无所不至。"李中梓在《医宗必读·乙癸同源论》中云："君火唯一，心主是也。相火有二，乃肾与肝。"肾中龙火与肝中雷火即为相火，肝与肾共司相火，其关键在于精血同源，肝与肾之间务求阴阳相和，方能少火生气，各脏气化有源。

周学海在《读医随笔·卷四·证治类·风厥痉痫》中提到"肝者，贯阴阳，统血气，居贞元之间，握升降之枢者也"，以说明肝以疏泄为前提，以藏血为条件，总司人体气机升降。肝血有藏趋静属阴，肝气疏泄趋动属阳，阳升阴降，肝之升降相和，气机如常。藏泄共同调控升，也共同调控降，如此才可使升已而降，降已而升，升降相和。肝的升降相和还可表现在对脾升、肺降的调控之上。

（九）肝气乘脾

脾升胃降是机体气机升降枢纽，叶天士的《临证指南医案》云："脾气宜升则健，胃气宜降则和。"而脾升胃降需靠肝气的条达，肝气升发可推动脾胃的运纳，肝气舒畅可促进胆汁的分泌与向下排泄，帮助饮食物消化。故周学海的《读医随笔》又云："世谓脾胃为升降之本，非也。脾者，升降之所由之径；肝者，升降发始之根也。"另外，《素问·刺禁论》说"肝生于左，肺藏于右"是阐明肝的生发之气在左上升，肺的清肃之气在右下降。肝升肺降对气机的升降运动起着至为重要的作用。但在肝升肺降之间，肝的升发对机体的气机条达起着主导作用，肺的肃降则制约肝的升发，防止其升发太过。

（十）肝升肺降

肝升或肺降的任何一方出现太过或不及都可引起肝肺升降失衡的连锁反应，从而引发全身的气机失常或气化紊乱。《灵枢·五音五味第六十五》曾这样概括女子与气血的关联："妇女之生，有余于气，不足于血，以其数脱血也。"宋朝陈自明在《妇人大全良方·卷一·调经门》中论到："然妇人以血为基本，气血宣行，其神自清。"这辅就了后世医家认为女子一生以血为本之理论的基础。

女子之经、孕、产、乳诸生理功能皆靠血之化源，然气为阳血属阴，阴静阳躁，阴阳平调，气血安和，女子则能经带如期，而育理想。若气血不和，或气滞血停，或气不生血，或血随气逆，以至于影响女子经、孕、产、乳正常的生理功能，继而引起经、带、胎、产、孕的病理变化。肝主疏泄与肝主藏血的两大功能揭示了肝与气血密切相关，气血相和的关键基于肝之藏泄相和、阴阳相和与升降相和。那么，是否可以认为，女子之生理重在气血相和等同于女子之生理贵在肝和？对此，刘月婵大胆提出新的命题——"女子以肝和为贵"，肝主疏泄，肾主藏精，精又化血，血藏于肝，因此，肝肾相和主要表现在藏泄相和。

若肝肾安和，肝泄肾藏各司其职，肝的疏泄功能防止肾精过度封藏，使肾精源源不断地化生肝血，并促进天癸应期而至；而肾之封藏又可防止肾精挥霍过度，使得经血按时常有，保证了月事以时下。如果肝的疏泄功能失常，要么因为疏泄不及而使脏腑之精气不能藏于肾，引发肾精不足，天癸匮乏，肾水不足以滋养肝木，肝不能生血，则可发生月经衍期、月经过少甚至闭经乃至不孕；要么因为疏泄太过影响肾之封藏，引起月经先期、带下病、胎动不安等病证。反之，肾之藏精功能失常，肾不藏精，精不化血，肝血不充，血海失司，可致崩漏、带下病、胎动不安、堕胎、小产、不孕等。

另外，血又能生精养精，肾中生殖之精依赖肝血化生的补充，如果肝血亏虚，则生精养精功能减退，肾中癸阴衰少，生殖机能也随之减退。

就生理位置而言，肝与脾胃同属中焦。肝之疏泄正常与否是脾胃气机升降的关键。肝疏泄功能正常，通过促进胆汁的生成和排泄，协调脾胃气机的升降平衡，饮食物得以消化吸收，血气化源充足，保障女子经、孕、胎、产、乳的正常发生。肝与脾之间又属于相胜与相不胜的关系，肝失疏泄极易致肝木横逆乘脾，而脾失运化易致土虚木乘。

肝脾如不和则临床可见气机不畅、脾胃的升降紊乱、血液化生不足的病理现象，对女子来说，可引发月经后期、月经量少、闭经、带下病、妊娠恶阻、妊娠肿胀等病证。《读医随笔·卷四·证治类·风厥痉痫》云："肝气舒、心气畅、血流通、筋条法，而正气不结，邪无所容矣。""肝气舒、心气畅"即是揭示肝心相和则正气不结。肝气条达，调节气机推动血液运行，助心行血，是以表明肝主疏泄、心主血脉各行其道，有利于机体内环境的稳定。另外，心主神志，肝主藏血，而血是精神情志活动的物质基础，血充则神有所主，肝主藏血的功能为心主神志提供必备前提条件，因此精神情志活动与肝、心密切相关。

四、妇科病的治法

（一）气血兼顾，当先调气

不同于男子的生理特征，女子的经、孕、产、乳以血为本，与男子存在较大差异。因"数脱血"而神无所藏，情绪多变化、易焦虑，临证可见痛经、经行、经行前后诸证、经断前后诸证、脏躁、妊娠小便淋痛等肝不和的病证。肝之气升于左，肺之气降于右，肝升肺降既为对立制约，却又相辅相成。肝气的升发，是为了防止肺气敛降太过或不及；而肺气以清肃为目的，是为了防止肝气升发太过或不及。肝肺相和即是强调气机升降平衡。若是肝肺不和，气机升降失衡，要么肺气上逆引发妊娠咳嗽或肺气不降而致妊娠小便不通、产后小便不通，要么肝阳上亢而致妊娠肝晕，甚至血随气逆引起经行吐血等病证。

（二）治血为本

气血为人类生命存在的前提，是行为活动的物质基础，女性一生经历的月经、怀孕、生产、育乳无不以血为本，以气为用。正如《圣济总录》云："血为荣，气为卫……内之五脏六腑，外之百骸九窍，莫不假此而致养。矧妇人纯阴，以血为本，以气为用，在上为乳饮，在下为月事。"经血为气血所化，血满气行才能行经，妊娠有赖气血养胎而存胞宫，分娩靠血濡气推，产后则气血上化为乳汁以哺育婴儿。但由于生理原因又易损耗，以致气分偏盛。正如《灵枢·五音五味第六十五》云："妇人之生，有余于气，不足于血，以其数脱血也。"对此，张景岳的《妇人规·上卷/经脉卷·经脉诸脏病因》云："女子以血为主，血旺则经调而子嗣……故治妇人之病，当以经血为先。"在治疗月经病诸多方法中，刘月婵亦强调以治血为本，指出今妇人之病不仅可见血虚，且常伴有血热、血瘀。常以补血、凉血、调血为治疗月经病的常用之法，以四物汤为治疗多种月经病的基础方。

同样，肝藏血，主司血海，又主疏泄，善条达而恶抑郁，其体阴而用阳。女性自身容易情绪激动而生郁滞，郁而不散，易致肝失条达，疏泄无度，冲任不调，则经、带、胎、产、杂诸病而生。正如《丹溪心法·卷一·郁》云："气血冲和，万病不生，一有怫郁，诸病生焉。"张景岳的《景岳全书·卷十九明案·杂证谟·郁证》亦说："凡气血一有不调而致病者，皆得谓之郁证。"对此，刘月婵提出"百病皆生于郁"的观点。她常以解郁调经为治疗月经病的常用之法，以小柴胡汤、四逆散为基础方。从上可以看出，气血充足、疏泄有度是妇人维持身体正常功能的前提，同时"气为血之帅、血为气之母"，气血又存在相互依存、相互为用、相互促进的关系。女子以血为主，血赖气行，而脾胃又是气血生化之源、气机升降之枢。故刘月婵认为脾胃调和，则气血生化有源，渊源即开，则气血充畅；在行气活血补血的同时，往往兼顾脾胃，常以桂枝汤或小建中汤调和脾胃。

第五节 肿瘤病论治学术思想

一、肿瘤的病名沿革

近年来，我国肿瘤发病率呈持续上升趋势，国家癌症中心数据显示：2015年我国新发恶性肿瘤病例约392.2万例，发病率为285.83/10万，死亡病例约233.8万例，死亡率为170.05/10万，因恶性肿瘤死亡占居民全部死因23.91%，同时，有研究表明每年恶性肿瘤所致的医疗花费超过2 200亿元，给我国带来了沉重的经济负担。可见，在我国，肿瘤已成为一个必须高度重视的公共卫生问题乃至社会问题。随着对肿瘤研究的不断深入，综合治疗和个体化治疗已经成为肿瘤治疗的主要趋势。

恶性肿瘤是严重威胁人类健康的常见病和多发病，古代文献并没有肿瘤的病名记载，但是中医学对肿瘤的认识可谓历史悠久，古人对肿瘤的认识最早始于3 500多年前的殷周时代，当时在甲骨文上已记载"瘤"的病名，这是现今发现的中医记载肿瘤的最早文献。先秦时期的《周礼》记载了治疗肿瘤类疾病的专科医生——"疡医"，曰："疡医掌肿疡……之齐。"疡医主治的"肿疡"不但包含中医外科常见的疮疡类疾病，也包含目前临床上的肿瘤疾病，在治疗上主张内外结合，内治主张"以五毒攻之，以五气养之，以五药疗之，以五味调之"，外治则采用"祝药，劀杀之齐"。"祝"意为用药外敷，"杀"是指用药腐蚀恶肉。"祝""杀"都是现代治疗肿瘤的常用方法，说明了公元前11世纪古人对肿瘤的治疗方法已有了一定的认识。

中医文献中关于肿瘤命名与分类的内容记载甚多，但对于肿瘤的命名并没有统一的命名原则及标准，多以肿瘤所出现的症状、体征为依据，因为同一种肿瘤在疾病的不同阶段可以有多种不同的临床表现，所以现代医学的一种肿瘤疾病有可能散见于多种中医的疾病中，而中医的一种肿瘤又有可能代表数种现代医学概念上的肿瘤。比如中医的"噎""关格""反胃"都可以认为是现代医学的食管癌；中医的"癥瘕"可以包括卵巢癌、子宫癌及其他的腹腔、盆腔可以触及的恶性肿瘤。因此，近代中医肿瘤学十分强调肿瘤的诊断应以现代医学的细胞病理学诊断为依据,肿瘤的病名应当与现代医学的相互对应,肿瘤诊断、分期及疗效评价等应与现代医学的一致,这对中医肿瘤的临床诊治和科研有很大的促进作用,对中医肿瘤学科的发展起到了积极的推动作用。对中医肿瘤命名和分类方法的了解和学习对挖掘和研究中医肿瘤文献具有重要的意义。

中医对肿瘤命名和分类方法很多。根据病变的部位分类:骨疽、石疽。根据脏腑分类:积者,脏病也;聚者,腑病也。根据病理性质分类:积者,阴气也;聚者,阳气也。以肿瘤病灶形状命名和分类:乳岩(乳石疽、石奶)属乳腺癌,舌菌(舌疳、舌岩)属舌癌,茧唇属唇癌,失荣(失营、脱营、恶核)属恶性淋巴瘤,脏毒(翻花痔疮、锁肛痔)属直肠癌,瘿瘤属良性和恶性甲状腺肿瘤,翻花疮(反花疮、石疽)属皮肤癌,肾岩翻花(翻花下疳、外肾岩)属阴茎癌。以病因和症状命名和分类:噎膈属食管癌或贲门癌,反胃属胃癌或幽门癌,伏梁属肝、胆、胰肿瘤,积聚或癥瘕属良性或恶性腹腔肿瘤,痰核属淋巴瘤或淋巴结肿瘤,骨疽属骨肿瘤等。

中医学虽未明确讨论过肿瘤的转移与浸润等问题,但在相关的论述中,对类似的问题也做了精辟的阐述。例如,《灵枢·百病始生第六十六》云:"是故虚邪之中人也,始于皮肤,皮肤缓则腠理开……留而不去。则传舍于络脉……留而不去,传舍于胃肠,在胃肠之时,贲响腹胀。多寒则肠鸣飧泄,食不化;多热则溏出糜,留而不去,传舍于胃肠之外,募原之间,留着于脉,稽留而不去,息而成积。或着孙络,或着俞脉,或着于伏冲之脉,或着于膂筋。或着于胃肠之募原,上连于缓筋,邪气淫泆,不可胜论。"留者瘤也,义中"留而不去,息而成积""留而不去,传舍于他处",与肿瘤原发灶没能根除,浸润、转移至其他脏器并变生诸病的现代认识十分吻合。

二、肿瘤的鉴别诊断

历代医家在《黄帝内经》的理论和原则指导下,不断发展和创新。秦越人所著《难经》对积聚病的病位、病性和具体症状均有记载,指出积和聚的鉴别与预后。《难经·五十五难》载:"积者,阴气也,其始发有常处,其痛不离其部,上下有所始终,左右有所穷处;聚者,阳气也,其始发无根本，上下无所留止，其痛无常处谓之聚。故以是别知积聚也。"同时，根据五脏部位的不同分五积，对"五脏之积"做了大致的区别和描述。《难经·五十六难》曰："肝之积，名曰肥气，在左胁下，如覆杯，有头足。久不愈，令人发咳逆，疟，连岁不已……心之积，名曰伏梁，起脐上，大如臂，上至心下。久不愈，令人病烦心……脾之积，名曰痞气，在胃脘，覆大如盘。久不愈，令人四肢不收，发黄疸，饮食不为肌肤……肺之积，名曰息贲，在右胁下，覆大如杯。久不已，令人洒淅寒热，喘咳，发肺壅……肾之积，名曰贲豚，发于少腹，上至心下，若豚状，或上或下无时。久不已，令人喘逆，骨痿、少气。"汉代张仲景的《金匮要略·五脏风寒积聚病脉证并治》记载："积者，脏病也，终不移；聚者，腑病也，发作有时，展转痛移，为可治。"此提示了肿瘤的病机不同，预后不同，治法不同。

三、肿瘤的病因病机

近年来，中医药治疗恶性肿瘤的临床研究已经渗入肿瘤治疗的各个阶段，在增效减毒方面取得满意疗效。中医药作为综合治疗中不可或缺的一部分，是我国治疗肿瘤的特色与优势，在综合治疗的过程中寻找恰当的切入点，使中西医治疗完美结合是最理想的治疗模式，对于预防和延迟肿瘤术后复发转移，减轻放化疗毒副反应，缓解临床症状，延长生存期等具有独特的优势。

我国现存最早的医学专著——春秋战国时期的《黄帝内经》中记载了"昔瘤""肠覃""石瘕""癥瘕""癖结""膈中""下膈"等病证，与现代医学中的某些肿瘤的症状相类似，对肿瘤疾病的症状、病因、病机和治疗都有较为系统的认识，奠定了中医肿瘤学形成与发展的基础。如《灵枢·四时气第十九》载"食饮不下，膈塞不通，邪在胃脘"，其症状与食管、贲门癌所致梗阻相似。《灵枢·水胀第五十七》曰"石瘕生于胞中……状如怀子，月事不以时下，皆生于女子"，其中石瘕的症状与子宫肿瘤相类似。《黄帝内经》曰"肠覃者……如怀子之状……按之则坚"，肠覃与腹腔内的某些肿瘤相似。在肿瘤的病因病机方面，中医认为肿瘤形成与正气虚弱、外邪侵袭、七情内伤均有关系。

（一）外感六淫

六淫是风、寒、暑、湿、燥、热（火）六种外感病邪的统称，通常指致病的气候条件。当气候变化异常，加六气发生太过或不及，气候变化过于急骤（如暴寒暴热、气候变暖），非其时而有其气（如春日应温而反寒，秋天应凉而反热等），超过了机体调节适应的限度，便会导致外邪侵入，影响脏腑经络功能，阻碍气血运行和津液输布，致使气滞血瘀，痰湿凝聚，积久而致肿瘤疾病发生。《灵枢·百病始生第六十六》指出："积之始生，得寒乃生，厥乃成积也……胫寒则血脉凝涩，血脉凝涩则寒气上入于肠胃，入于肠胃则䐜胀，䐜胀则肠外之汁沫迫聚不得散，日以成积。"

（二）燥毒致病

燥毒的性质和致病特点：燥为阳邪，燥性干涩，其外感燥邪，则易伤人体津液，造成阴液亏虚的病变。其内患燥毒。则耗伤人体固体物质和液态物质，亦易造成阴液亏虚的病变。人体感受燥毒患病，多因秋季和冬季之初的时令之气的燥毒侵袭机体致病。外感燥毒致病，有温燥和凉燥之分。燥毒致癌，是指外感燥毒或内伤患生燥毒产生病变，经久治疗不愈，其燥热邪毒就容易损耗机体的阴液。当人体这些生命物质受到燥毒的严重破坏，组织细胞变异，则可产生病变而发展成癌瘤。或燥毒可直接使人体物质变性坏死异常增生恶变，而演变产生癌瘤。燥毒致病常见于肺癌、肝癌、淋巴癌、乳腺癌、血癌等。燥毒致癌的症状特点：人体消瘦、机体干枯、皮肤干燥，五心烦热，低热或日晡潮热，大便干结。

（三）火毒致癌

火毒的性质和致病特点是：火为阳邪，火为热之极，其性燔灼焚焰，火毒易耗气伤津，易化腐成脓。火毒易消灼阴液，使人体阴液耗干。外感病邪，产生火毒致患疾病的情况有两种：一因人体感受外界火热病邪，致使人体产生火毒，而致病；二因人体感受外界各种病邪，其病邪侵入人体后转化为火毒，导致疾病。

火毒在人体内自生致患疾病，因人体阴虚（包括精、血、津液亏虚），导致人体的正常之火失去制约，出现体内火热偏盛（阳亢）而产生火毒，致使人体发生疾病。或因长期失眠，使人体阴阳失调，引起体内火热偏盛

（阳亢）而产生火毒，发生疾病。因滥食辛辣、燥热的食物，使体内产生火毒，发生疾病。或有因滥吃高热量之食物和药品，引起体内积生火毒，而致发生疾病。有因长期忧思气结，使体内产生火毒，而致发生疾病。火毒为病也有内外之分，外感者，多是直接感受温热邪气之侵袭；内生者，则常由脏腑阴阳气血失调，阳气亢盛而成。如《素问·调经论》所说"阴虚生内热……阳盛生外热"，以及朱丹溪的《金匮钩玄》所说"气有余便是火"等，便指的是这一类病证。另外，感受风、寒、暑、湿、燥等各种外邪，或精神刺激，即所谓"五志过极"，在一定条件下皆可以化火，故又有"五气化火""五志化火"之说。

火毒能致癌，即火为阳邪，火为热之极，火性燔灼焚焰，易致人体固体物质腐烂，易破坏、损害人体生命物质。火毒使机体产生变性、坏死、异常增生恶变，而产生病瘤。

火毒致癌包括暴发性火毒致癌和慢性火毒致癌。暴发性火毒致癌，是指火毒邪盛，来势猛烈，邪盛正却，急剧伤害人体，导致癌瘤迅速恶变或生命衰亡。即是因外感火毒或内生火毒，使一个平时较为健康的人突然发生癌症，或能使癌症快速发展和恶化，令癌症患者快速死亡。慢性火毒致癌是指人体内产生火毒之邪，缓慢而持续地损伤人体功能而发生肿瘤。如反复外感热邪，长期受到火毒伤害。如慢性肝炎与肝肿瘤有关、萎缩性胃炎与胃癌有关等。

火毒致癌常见于脑瘤、鼻咽癌、喉癌、甲状腺癌、肺肿瘤、食管癌、胃癌、胆管癌、肠癌、肝癌、卵巢癌、子宫癌、乳腺癌、肾癌、淋巴癌、血癌、血管瘤等。

火毒致癌的症状特点：暴发性的其体形无大改变，可见一些急性的症状，常见高热或中度发热，或黄疸，或大便秘结，或便血，或血尿；慢性的常见人体消瘦、面色暗黑、低热或午后潮热，大便干结，不欲食。两类火毒型均可见筋瘤红肿或放射性疼痛，易出现出血，暴发性血色鲜红，慢性血色多见暗红。

（四）湿毒致癌

湿毒的性质和致病特点是：湿为阴邪，湿性黏滞，易阻遏气机，损伤阳气，停聚成痰饮。外感产生湿毒致病，因季节气候湿毒侵袭人体，使人体气机阻滞，脏腑功能失调。涉水、淋雨感受湿毒，痹阻经络，使人体气机阻滞，而产生湿毒致病。长期经常性饮食湿浊食物，损伤脾胃肠，致其体内产生湿毒致病。人体脾肾肺不足，输布津液失常，使人体产生湿毒病变。湿毒有外湿、内湿之分。两者互为因果，外湿困脾，脾虚生湿，水湿停聚，痰浊内结的病变，湿毒易阻遏人体气机，使人体固体物质和液态物质的活性减弱；湿毒亦可导致人体血液、痰液黏滞凝聚，以致产生瘀血、痰浊。湿毒可使人体固体物质和液态物质产生坏死异常增生病变，或致其液态物质产生癌细胞。"湿毒包火毒"易致人体发生癌瘤，即人体素有火毒，同时又患有湿毒，这样湿毒将火毒黏滞阻遏包裹，火毒难得出路，用清火祛湿药难以进入火毒病所；因此，火毒就被滞留于机体内，合并湿毒、癌毒而使人体患生癌症。"湿毒包寒毒"导致癌症，即人体湿毒包围寒毒入体病变，日久失治，湿寒病毒危害人体，易发展产生癌瘤。

（五）寒毒致癌

寒为阴邪，易伤阳气，寒性凝滞，凝滞即凝涩、附滞不通之意。寒主收引，致使经络收缩痉挛，血液和津液凝滞聚结。外感寒毒致使人体产生疾病；有因素体虚弱，阳气不足，内生寒毒之邪，致使人体产生疾病。指寒毒存人体内聚积恶变，则可危害人体产生癌症。

（六）情绪致癌

中医的"七情"是指怒、喜、忧、思、悲、恐、惊，属于人体正常的情志活动。"七情"是人的大脑对外界客观事物的刺激产生的情感反映。中医认为"五脏藏五志，五精养五神"，"七情"与脏腑、气血有着密切关系。心主血藏神，肝藏血主疏泄，脾主运化顺位于中焦，是气机升降的枢纽，又是气血生化之源。在正常情况下，"七情"不会使人致病。乐观的情绪，舒畅的心境，可以缓和紧张情绪，使人体气血和平。《素问·举痛论》指出："喜则气和志达，荣卫通利。"脏腑功能协调，使机体健康少发癌瘤。只有突然的、剧烈的或持久的精神刺激，引起暴怒、狂欢、痛哭、大惊、大恐、思虑过度、忧愁不解，使人体气机紊乱，脏腑阴阳气血失调，才会导致病瘤的发生。故情志所伤的病证，以心、肝、脾三脏和气血失调为多见。《素问·通评虚实论》认为："膈塞闭绝，上下不通，则暴忧之病也。"《妇人大全良方》认为乳岩的发生"此同肝胆郁怒，气血亏损"。《丹溪心法》认为："妇人忧郁愁遏，时日积累，脾气稍阻，肝气横逆，遂成隐核。"《外科正宗》认为："忧郁伤肝，思虑伤脾，积想在心，所愿不得志者，致经络痞涩，聚结成核……其时五脏俱衰，四大不救，名曰乳岩。"《医宗金鉴·外科心法要诀》认为："乳岩由肝脾两伤，气郁凝结而成。"《外科证治全生集》归纳乳岩的病因，认为是"阴寒结痰，此因哀哭忧愁，患难惊恐所致"。《医宗金鉴》认为失荣证由"忧思喜怒，气郁血逆，与火凝结而成"。《医宗必读·反胃噎膈》认为肿瘤成因为"大抵气血亏损，复因悲思忧虑，则脾胃受伤，血液渐耗，郁气生痰，痰则塞而不通，气则上而不下，妨碍道路，饮食难进，噎膈所由成也"。这些都说明肿瘤的发生与精神情志密切相关。七情伤脏主要表现为：暴怒伤肝，过喜伤心，忧思伤脾，过悲伤肺，惊恐伤肾。"七情"内伤，扰及气血，可致气郁、气滞、血虚、血瘀等。在"七情"所伤或其他因素引起脏腑亏虚、气血失调等内虚的情况下，致瘤因素作为变化的条件，内外合邪，引起人体气虚血瘀，气滞血瘀，痰凝毒结，形成癌瘤。

（七）饮食致癌

饮食劳逸是人类生存和保持健康的必要条件，即饮食要节制，劳逸要适情，否则会影响人体生理功能，导致气机紊乱或正气损伤，产生疾病。中医学早就认识到饮食劳伤可导致肿瘤的发生。若饮食膏粱厚味、辛辣炙煿之物，则会影响脾胃运化之功能。脾主湿，能运化水湿。湿蕴于内，积久不散，津液不化，津液凝聚成痰疲，痰积而为肿物。《素问·生气通天论》指出："膏粱之变，足生大疔。"《济生方》认为肿瘤的形成是"过餐五味，鱼腥乳酪，强食生冷果菜停蓄胃脘……久则积结为癥瘕"。《医学统旨》还指出："酒面炙煿，粘滑难化之物，滞于中宫，损伤脾胃，渐成痞满吞酸。"《外科正宗·茧唇第六十》认为茧唇的成因是："因食煎炒，过餐炙爆，又兼思虑暴急，痰随火行，留注于唇。"《景岳全书·痢疾·论积垢》认为积的形成是"饮食之滞，留蓄于中，或结聚成块"。胃肠具有受纳、腐熟、消化、吸收营养、排泄糟粕等功能；同时具有吞噬抗原，排出病毒、细菌、致癌因子等作用。所谓"六腑以通为用"。但是，胃肠的这些功能和作用，都是有限的。若人们长期超量摄入营养物质（高热量、高蛋白质、高脂肪的食物），或滥吃寒凉生冷食物、辛热食物，滥吃含有病毒、细菌和致癌因子的食物，易产生病毒、火毒、寒毒等，使人体组织发生变性、坏死、异常增生、恶变等，而致产生各种癌症，如胃癌、肠癌、肝癌、喉癌等。

（八）过劳致癌

过劳是指过度劳累，包括劳力过度、劳心过度和房劳过度三个方面。如人体长期过分劳累，则易耗损机体生命物质之精、髓、气血、津液等。《素问·痹论篇第四十三》指出"阴气者，静则神藏，躁则消亡"，《素问·生气通天论篇第三》指出"烦劳则张，精绝，辟积于夏，使人煎厥"。当人体生命物质被严重消耗，降到正常水平以下时，易患病变，发展成癌症。如因过劳易致人体生命物质之气血严重亏虚，便易引起胃肠的消化和排泄功能减退，出现食积、便秘等病变；人体气血亏虚合并过劳，致胃肠道所患的疾病（如慢性炎症、溃疡、息肉）又难于治愈。胃肠道炎症、溃疡、息肉病变经久治不愈，可发展成为癌症。肝病患者过劳，则易引发肝血亏虚致肝硬化，当肝硬化病变经久不能治愈，又可转化成肝癌等疾病。如人体生命物质之精、髓、血、津液严重亏损后，则易感染病毒和致癌因子，易患病证。或人体中的阴血、精髓严重虚损，其体内易于产生火毒；火毒炽盛，则易破坏和损害人体阴精、气血，导致病理性物质产生，使之变性、坏死、异常增生、恶变，产生癌细胞、癌毒；其癌毒素、癌细胞在人体内日益增长，易致癌症。因人体过劳，易消耗损害人体气血、阴精，使其脏腑功能降低，正气不足，抗病能力差（免疫力差），使机体吞噬抗原、排出病毒和致癌因子的功能减弱，易被病毒、致癌因子趁机侵害，而导致人体发生癌症。

四、肿瘤的治疗原则

有些人将中医药看作是对晚期肿瘤患者的一种临终关怀，只有当现代医学方法治疗无效时才会考虑尝试中医药。这种观点低估了中医药治疗肿瘤的疗效，正是这种狭隘的思维在很长一段时间内禁锢了中医药在肿瘤领域的发展。近年来，随着国家对中医治疗肿瘤事业的大力扶植，中医药在肿瘤治疗领域取得了举世瞩目的成就，大量临床研究已经证实中医药可以渗透肿瘤治疗的各个环节，贯穿于肿瘤治疗的全过程。目前，我们已经逐步摒弃了只有在恶性肿瘤经过西医治疗失败或西医缺乏治疗手段的情况下才尝试中医药治疗的陈旧态度。统计资料表明，我国只有极少数的癌症患者仅用现代医学的肿瘤疗法，绝大多数患者选用中西医结合或中医药治疗。随着"带瘤生存、重视生活质量的改善"等肿瘤治疗理念的深入，人们破除了以往一味地盲目追求消灭肿瘤、缩小瘤体而不顾及患者全身状况的极端治疗观念。中医认为肿瘤的病机为正虚邪实，治疗上以扶正抗癌为治疗大法，中医治疗肿瘤主要通过扶助人体正气，提高免疫功能，达到预防或延缓肿瘤复发转移，在一定程度上控制甚至缩小瘤体的目的。中医药治疗恶性肿瘤的优势在于提高生活质量而不在于消灭瘤体，大量的临床研究证实，配合中医药治疗的肿瘤患者，临床症状明显改善，生活质量提高，生存期得到延长，这都归功于中医药治疗恶性肿瘤"留人治病，与癌共存"的治疗观点。这也是现代医学对肿瘤疾病情况与患者机体状况之间达成的一种共识。

《内经》中所提出的"坚者削之""结者散之""瘤者攻之"等治疗原则对当今防治肿瘤疾病仍有重要的指导意义。《金匮要略》对反胃、妇人癥瘕等病因病机、治疗法则、处方用药有较为详细的阐述，还较明确地指出了某些肿瘤的鉴别与预后，书中的方剂如鳖甲煎丸、大黄䗪虫丸、桃仁承气汤、下瘀血汤、桂枝茯苓丸等至今仍为临床治疗肿瘤所用。华佗治疗噎膈反胃方中有丹砂腐药，对体表、黏膜肿瘤的外治方法有明确的治疗效果。秦汉时期已有外科治疗方法，也用于治疗肿瘤疾病，如《后汉书·华佗传》就有关于外科手术割治胃肠肿瘤类疾病的最早记载，开创了人类手术治疗内脏肿瘤的先河。

五、恶性肿瘤的中医分期治疗

整体观念、辨证论治、因时因地因人制宜是传统中医的特色，更是中医个体化治疗的体现。近年随着基因组学和蛋白质组学的发展，基因测序和分子靶向药物在全世界范围内的广泛应用，"量体裁衣"的观念深入人心，个体化治疗时代已经到来，并成为国际认可的未来肿瘤治疗的大趋势。研究发现，同样的肿瘤和病理分型，因没有相同的治疗靶点，同一药物的疗效迥异；不同的肿瘤，因存在相同的治疗靶点，用相同的药物治疗，同样可收到较好疗效。中医辨证论治肿瘤时，相同的肿瘤，辨证分型不同，治疗方药不同；不同的肿瘤，辨证分型相同，可用相同的方药治疗。"证同治亦同""靶点相同治亦同"体现出西医的个体化治疗与中医辨证论治高度相似，可见中西医治疗肿瘤在理念上日趋一致。西医治疗融入中医辨证论治思想，体现同病异治、异病同治的观念，将使其疗效有较大提高，同时也说明中医辨证论治的科学性和实用性。

目前，肿瘤治疗已经逐渐进入了多学科综合治疗的时代，单一的治疗方法将被摒弃。中医药不仅是肿瘤综合治疗的重要组成部分，并且能与各种西医治疗手段有机地结合起来，参与到肿瘤治疗的全过程中。围绕西医治疗模式形成了中医综合治疗肿瘤的模式，中医药治疗肿瘤各阶段的作用在于：治未病，高危人群（癌前病变或"无瘤"患者）的预防，此阶段主要以祛邪为主；围手术期，以扶正为主，祛邪为辅；辅助治疗期（配合放化疗、分子靶向药物），以扶正为主，起到减毒增效的作用；随访期（巩固治疗与维持治疗），祛邪与扶正兼施；姑息治疗期，不能从化放疗获益的晚期患者或老年人、体力状态差的患者，可以用单纯中医药治疗，常以扶正为主，祛邪为辅，应个体化地权衡扶正与祛邪的比例。

（一）围手术期

扶正培本，促进机体恢复，对于早期肿瘤，手术切除仍然是首选的治疗手段。手术作为一种创伤性治疗，在切除局部肿瘤病灶的同时，耗伤气血，打破了机体"阴平阳秘"的平衡状态，使阴阳失衡，应"谨察阴阳所在而调之，以平为期"。肿瘤患者术后多表现为"正气亏虚"，正气亏虚不仅仅不利于患者体能状态的恢复，更是导致肿瘤的复发和转移的根源所在。中医药在治疗肿瘤术后患者时应掌握攻补法度，以扶正培本为大原则，根据术后患者气虚、气滞的病机，治疗以"补气""行气"为主，促进机体的恢复，减少术后并发症，调节机体内环境，降低腹部肿瘤术后肠梗阻的发生率。由于肿瘤是全身性疾病的局部表现，手术仅仅切除了局部的病灶，对于隐匿病灶毫无作用，隐匿病灶在机体内能否被控制，也决定于正气与邪气斗争的结果。若正气强于邪气，则邪气被压制，得以束缚而不肆虐，病情稳定，从而减少肿瘤的复发转移。

（二）辅助治疗期（放疗、化疗）

增效减毒。放疗、化疗目前仍然是现代医学治疗肿瘤最常用的手段，由于毒副作用显著，往往导致放化疗不能按时足量完成，影响临床疗效。从20世纪80年代开始进行的有关中医药防治放疗、化疗毒副反应的研究，有效地提高了中医药在肿瘤防治中的地位与作用。中医认为放射线是一种具有"火热"性质的毒邪，最易耗伤人体阴液。放疗可劫夺照射部位之津液，呈现热毒炽盛、气阴耗伤之证，导致放射性炎症的发生。配合中医治疗可以减少放射性炎症的发生，增加机体免疫功能，增加肿瘤细胞对放疗的敏感性，并能改善患者的生活质量，提高患者对放疗的耐受性。中医认为化疗为"药毒"侵害机体，加重机体"虚""毒""瘀"，致使气血脏腑损伤，尤其是脾胃和肾精受损，常见毒副反应有化疗后骨髓抑制、消化系统反应、肝肾功能损伤、周围神经毒性、脱发等。

（三）随访期

扶正与祛邪兼施，预防复发转移。当代医学认为，完成手术和放化疗周期之后，即完成了整个治疗方案。但手术和放化疗却无法改变机体的内环境，更无法降低恶性肿瘤患者的术后复发率和转移率。预防肿瘤复发转移是肿瘤治疗的重点和难点。因此，维持治疗和巩固治疗显得尤为重要。虽然目前对于维持治疗和巩固治疗的临床价值和治疗方案并未达成统一的认识，但是由于扶正的方法有可能延缓肿瘤的复发，延长患者的生存期，越来越受到重视。

（四）姑息治疗期

扶正为主，提高生活质量。随着医学模式的转变，肿瘤患者情志疗法、营养支持、疼痛控制、缓解疲乏、生活质量等越来越受到重视，姑息治疗在多学科综合治疗中的内容和适用范围在不断地拓展。近年来，肿瘤发病率和死亡率激增，晚期肿瘤患者对肿瘤姑息治疗的需求明显增加，中医药可以配合各种西医姑息疗法，也可以单独使用，调查显示国内开展的肿瘤姑息治疗研究更多集中表现为"中医药治疗"单一方面。对于不能从化放疗获益的晚期患者、老年患者和体力状态差的患者，单纯中医药姑息治疗已经成为主要治疗手段，这也是我国在晚期肿瘤治疗领域的优势所在。在晚期肿瘤的姑息治疗中运用中医药主要以扶正为主，切勿使用峻猛之药。中医药在疏肝解郁、调畅情志和健脾和胃、开胃化食等领域具有独特的优势，能显著改善患者的抑郁状态，增加患者食欲。

六、肿瘤的治疗经验

刘月婵以恶性肿瘤的中医诊疗为临床研究方向,经过40多年的临床积累,在治疗乳腺癌、肝癌、肺癌、鼻咽癌、结肠癌等恶性肿瘤方面积累了丰富的经验,形成自己独到的见解,认为恶性肿瘤经过西医放疗化疗、手术治疗后,出现"中气虚损,癌毒残留"的证候,总结创制以"建立中气以固本求源、化癥解毒以消散癌肿"为核心的恶性肿瘤手术治疗后的中医治疗方案,以此为纲从脾胃论治手术治疗后的肝癌、乳腺癌、结直肠癌等恶性肿瘤患者均取得了较好疗效。

(一)建立中气以固本求源

恶性肿瘤的手术,基本是大手术,尤其对于中晚期恶性肿瘤,手术复杂、手术范围大、涉及多个组织器官,经过恶性肿瘤手术根治治疗的患者容易出现手术并发症或恶性肿瘤再次复发,影响手术疗效。患者手术后元气大伤,难以进食是最突出的症状。脾胃为后天之本,气血生化之源,恶性肿瘤术后患者的治疗以调整脾胃功能为要务,重新建立中气,恢复脾胃运化功能,促使气血尽快恢复,对术后患者康复及免疫功能的提高有确切疗效,为恶性肿瘤手术后患者的后续治疗打下基础。清代医家沈金鳌的《杂病源流犀烛·脾病源流》云:"盖脾统四脏,脾有病,必波及之;四脏有病,亦必待养于脾,故脾气充,四脏亦赖煦育;脾气绝,四脏不能自生。"明代《景岳全书》亦言:"脾肾不足及虚弱失调之人,多有积聚之病。"故恶性肿瘤疾病的辨治,建立中气尤为重要。脾胃健运则脏腑经络、气血阴阳运行畅通,清浊分流,积聚消弭,故有"此二脏乘,则百疾作,二脏安,则百脉调,而病自息"。

恶性肿瘤是在机体免疫力低下时产生的新生物,临证应以提高人体"抗病之势"为治疗原则,建立中气、固本求源以提高自身抗病能力和对疾病的耐受力,建立中气是固本求源的核心。脾居中焦为枢纽,统血主运化,为气血生化之源,后天之本,恶性肿瘤手术放化疗后以虚证居多,即使有实证,也谨记"有积必消,当先养其胃气"。药如水谷,必赖脾胃受纳腐熟,方能达病之所在,所以无论滋补或调养,均须调中建中,助其运化,方能奏效。具体用药包括陈夏六君子汤、"焦三仙"(焦麦芽、焦山楂、焦神曲）、黄芪、山药等；中焦脾胃为人体气机升降的核心，功能正常则人体脏腑、经络、气血运行有度，失常则人体阴阳、经络、气血运动皆失常为病。

（二）化癥解毒以消散癌肿

癌毒是机体在内外环境共同作用下、在脏腑阴阳气血失调基础上产生的一种特殊的病理产物和致病因子，是导致肿瘤发生、发展及加重的根本，癌毒具有"毒"的一般共性，其破坏力又非一般寒毒、热毒、湿毒、痰毒、瘀毒所能比。癌毒是恶性肿瘤形成的特异性病邪，与痰、瘀、寒、热等病邪实为相互化生的关系，痰、湿、瘀等病邪久不得解，且互相胶结，最终酿生癌毒，应用有效的对抗性治疗手段降低瘤负荷即"解毒"法，亦是对机体正气的保护，有"邪去则正安"之意，对机体而言，亦是另一层面的"补法"，即"祛邪亦即扶正"。中医具体的"解毒"方法包括清热解毒、活血化瘀、化痰祛湿等，具体用药包括海浮石、猫爪草、白花蛇舌草、半枝莲、半边莲、蜈蚣、全蝎等。

（三）攻补兼施，相辅相成

在恶性肿瘤的治疗中，"补""消"两法相辅相成，协同增效。刘月婵根据以上中医学病因病机归纳出恶性肿瘤手术放化疗后出现"中气虚损，癌毒残留"的证候，总结创制以"建立中气以固本求源、化癥解毒以消散癌肿"为核心的恶性肿瘤手术放化疗后的中医治疗方案，以此为纲从脾胃论治手术放化疗后的肝癌、乳腺癌、结直肠癌，取得明显的临床疗效。

乳腺癌发病多因饮食劳倦、七情内伤等，致使脾失健运、肝失疏泄，导致肝脾不调，气滞、血瘀、湿聚、痰毒等互结而成"癌毒"，术后患者纳差、疲劳，以脾虚为主要证候，故必从脾胃论治当重。四君子汤健脾益气，山药脾肾双补，滋养脾阴；养血活血用何首乌、当归、白芍，化阴首推白芍，养血当用阴药，化阴为血而源泉不竭；猫爪草、海浮石化痰散结，薏苡仁祛湿解毒，全蝎以熄风解毒，白花蛇舌草、山慈菇解毒散结，共奏化癌毒之功；骨碎补、桑葚填补肾精，扶正以化癌毒；组方以建中为先，补脾气，平阴阳，调气机，祛湿热，通经络，化瘀郁，解癌毒，甚者独行、间者并行，此建中气化癌毒之要领也。

中医中药辨治可使乳腺癌术后患者产生增效减毒的效果，预防乳癌根治术后复发，能较好地提高乳腺癌患者的生存率及生活质量。乳腺癌致死率位于女性恶性肿瘤之首，根治性手术是临床治疗乳腺癌的主要方法，但根治术造成患者机体免疫力降低，是乳腺癌复发的不利因素。根据现代药理研究，黄芪、党参、白术可提高单核巨噬细胞数量及其吞噬力，刺激骨髓细胞增殖、分化，增强机体免疫力；同时还可以有效抑制癌细胞扩散，修复被癌细胞侵蚀的脏器，激活肿瘤周边免疫细胞，提高机体对抗癌细胞的能力。中药不仅仅能抑制肿瘤细胞的生长，还能缓解乳腺癌患者术后的不良反应，减少肿瘤的复发及转移。

刘月婵在肝癌的遣方用药上，尽量选用药性平和之品，慎用大辛大热、大苦大寒、滋腻、大毒峻猛之品；治疗过程中切不可急于求成，宜权衡好扶正与祛邪的关系，以防过犹不及，反助他变。肝癌多由慢性肝炎、肝硬化发展而来。由于正气亏虚，邪毒趁机侵入，导致肝脏功能失调，气机受阻，血行不畅，瘀毒互结，久则形成癌毒、癥瘕。刘月婵认为脾气亏虚是肝癌发生的基础，贯穿疾病发展演变的始末。肝癌总属本虚标实之证，脾气亏虚、脏腑阴阳失调是肝癌发病的根本原因，癌毒内盛是肝癌发病的主要原因。肝癌是一种全身性病变，因此在治疗上应从人体的整体情况出发，切不可只顾一味地消除瘤体，过用攻邪之法易致正气受损。肝癌患者经过手术治疗后，免疫功能低下、食欲减退，致体质下降，正气难以抵抗病邪，易变生他症，引起肿瘤复发，甚至可因身体过度虚弱而亡。故以建立中气为先，增强脾胃运化功能，促进药物的吸收，提高治疗效果；改善患者的消化系统功能及全身状况，减缓病情恶化。肝病患者其肝主疏泄的功能异常，瘀毒内聚于肝，故治疗上配合疏肝利胆之法；因瘀毒之邪内结于肝，化癥解毒散结亦是治疗肝癌的重要方面，临证中需扶正与祛邪兼顾，攻补兼施，恢复阴阳平衡，增强机体抗癌能力。

无论早中晚期的恶性肿瘤患者，都希望积极治疗延长寿命，恶性肿瘤手术治疗是首选方案。但恶性肿瘤患者体质差，经过手术治疗后，身体状态更差，为了提高术后的疗效、防止并发症和恶性肿瘤复发，中医药治疗是行之有效的方案。刘月婵治疗恶性肿瘤术后患者，以建立中气为核心。《素问·阴阳应象大论篇》云："治病必求于本。"恶性肿瘤术后患者元气大伤、中气亏损，中气虚衰则升降失司，百病始生。脾之清阳不升，则运化迟滞，而见水谷不化，脘腹胀满；脾之清阳下陷，则脾胃虚寒，而见脘腹冷痛，下利水谷；脾土不升，则肝肾也郁；胃之浊阴不降，则受纳无权，而病胃脘满闷，厌食纳差；胃之浊阴上逆，和降失司，而病恶心呕吐；胃土不降，则心肺也滞；故心、肺、肝、肾之病，虽为不同脏腑，却多因脾胃燥湿之偏盛、气机升降之逆乱所致。故应以建立中气、顾护后天之本为要，为患者身体恢复打下基础。以建立中气为先治疗各种恶性肿瘤术后患者，临床疗效确切。许多外科专家对于恶性肿瘤手术期中医药治疗的作用给予充分肯定，术前配合中医调理，纠正阴阳失调，可扩大手术适应证，术后配合中医调理能加速患者术后康复，可提高生存率，预防肿瘤的复发和转移。

现代实验研究也证实了具有健脾益气和解毒散结功效的中药均有抗肿瘤的作用。健脾益气的基本方四君子汤可显著提高脾虚小鼠肠道内的菌群多样性，尤其有助于双歧杆菌和乳杆菌的恢复，肠道菌群失调不仅影响肠道恶性肿瘤、肠易激综合征的发生发展，而且与乳腺癌、肺癌、肝癌等恶性肿瘤的发生也密切相关。

第六节 皮肤杂病论治学术思想

一、痤疮

痤疮是一种与性腺内分泌功能失调有关的毛囊、皮脂腺慢性炎症性皮肤病。好发于青少年颜面部位，临床上以面部的粉刺、丘疹、脓疱或结节、囊肿为特征，易反复发作。

痤疮是常见多发病。据有关文献报道，该病在人群中的发病率为20%～24%。本病在青春发育期人群中的发病率更高，占30%～50%。国外文献报道其发病率甚至高达90%。一般男性患病的比例略高于女性，但在门诊以女性患者为多，这与女性比较注重面部美容有关。由于痤疮主要发生于颜面部，有损容貌，所以随着人们生活水平的提高，痤疮的防治已日益受到重视。痤疮相当于中医学的"肺风粉刺"。

中医认为，肺风粉刺主要是由于先天素体肾阴不足，相火天癸过旺，加之后天饮食生活失调，肺胃火热上蒸头面，血热郁滞而成。

（一）痤疮的病因病机

1. 肾阴不足

肾为先天之本，藏精，主人之生长发育与生殖。其中由肾产生的天癸是直接影响人生长发育与生殖功能的物质，如《素问·上古天真论篇第一》说："女子七岁，肾气盛，齿更发长。二七，而天癸至，任脉通，太冲脉盛，月事以时下，故有子……七七；任脉虚，太冲脉衰少，天癸竭，地道不通，故形坏而无子也。丈夫八岁，肾气实，发长齿更。二八，肾气盛，天癸至，精气溢泻，阴阳和，故能有子……七八，肝气衰，筋不能动，天癸竭，精少，肾脏衰，形体皆极。八八，则齿发去。"若素体肾阴不足，肾之阴阳平衡失调，会导致女子二七和男子二八时相火亢盛，天癸过旺，过早发育，脸生粉刺。因而肾阴不足，肾之阴阳平衡失调，天癸相火过旺是肺风粉刺发生的最主要原因。

2. 肺胃血热

面部皮肤主要由肺经和胃经所司。《素问·五脏生成篇第十》说："肺之合皮也，其荣毛也，其主心也。"在五行理论中，肺属金，肾属水，若素体肾阴不足，不能上滋于肺，可致肺阴不足。另外肺与大肠相表里，若饮食不节，过食膏粱厚味，大肠积热，上传于肺胃。合而致使肺胃血热，脸生粉刺，出现丘疹、脓疱。

3. 痰瘀互结

肾阴不足，肺胃血热，日久煎熬津液为痰；阴虚血行不畅为瘀，痰瘀互结于脸部而出现结节、囊肿和瘢痕。

4. 冲任不调

肾阴不足，肝失疏泄，可使女子冲任不调。冲为血海，任主胞胎，冲任不调，则血海不能按时满盈，以致月事紊乱和月事前后脸部粉刺增多加重。

痤疮主要发生于青春期男女面部的前额、脸颊或下颌、口周，亦可见于胸背和上臂。近年来，随着社会的进步和人们生活水平的提高、饮食结构的改变、工作学习节奏的加快，以及空气环境的污染，痤疮患者日益增多，其发病年龄已向少年化和中年化发展。目前，痤疮的发病年龄不仅仅局限于青春期，许多过早发育的少年儿童和青春期过后的中年男女也越来越多患有痤疮。痤疮初起多为细小的黑头或白头粉刺，可挤出豆渣样的皮脂。亦有初起为皮色或红色小丘疹，继而发展为小脓疱或小结节。严重者可形成脓肿、囊肿或蜂窝织炎并伴有疼痛。部分皮脂溢出过多的患者伴有红斑、油腻、瘙痒等脂溢性皮炎的表现。甚者反复发作，继发凹凸不平的瘢痕和色素沉着。女性患者常伴有月经不调和月经前后皮疹增多加重。部分女性患者伴有四肢或乳晕多毛症状。严重痤疮的女性患者如果合并多毛症、月经不调、月经量少，要注意卵巢和性腺的器质性病变。根据皮疹形态和病情轻重，一般可将痤疮分为丘疹粉刺型、脓疱型、结节型、囊肿型、萎缩型、聚合型和恶病质型七个类型：

（1）丘疹粉刺型痤疮。

皮损以丘疹和粉刺为主，或伴有少许小脓疱。多为初起轻症的患者。

（2）脓疱型痤疮。

皮损以小脓疱和红色炎性丘疹为主，伴有粉刺或黄豆大的小结节。

（3）结节型痤疮。

皮损以花生至指头大的红色或暗红色结节为主,伴有疼痛或小脓疱。

(4) 囊肿型痤疮。

皮损以大小不一的皮脂腺囊肿为主,伴有结节,表面暗红色,常继发化脓感染,破溃流脓,形成窦道及瘢痕。

(5) 萎缩型痤疮。

萎缩型痤疮开始为红色丘疹或脓疱,后形成多数凹陷性的萎缩性瘢痕。

(6) 聚合型痤疮。

聚合型痤疮表现为多形聚集损害,整个脸部满布丘疹、粉刺、结节、脓疱,囊肿,并形成窦道及瘢痕疙瘩,面部凹凸不平。

(7) 恶病质型痤疮。

损害为针头至黄豆大的暗红色或紫红色丘疹、脓疱或结节,较柔软。部分脓疱结节形成脓肿,内有脓血。进展缓慢,长久不愈,也感觉不到疼痛。此型多见于身体虚弱的患者。

(二) 痤疮治疗的经验与体会

1. 重视祛邪与扶正

在疾病任何阶段,都重视"清热散结"之法,故常选用金银花、连翘、黄芩、黄连、夏枯草、白花蛇舌草、重楼、皂角刺等药物,随证更改剂量。在祛邪的同时,因较多寒凉药物的使用损伤脾阳,临证用药亦应顾护脾胃阳气,可选用白术、砂仁、陈皮等药物。

2. 从肾论治痤疮

痤疮是一种主要发生于面部,好发于青春期男女的常见皮肤病。历代中医一般均从肺论治痤疮,认为痤疮主要是由肺热血热所致,治疗主要是清肺凉血解毒。我们在多年的临床实践中发现,痤疮的发病除与肺胃血热有关外,其根本原因在于素体肾阴不足,肾之阴阳平衡失调和天癸相火过旺。由于肾阴不足,相火过旺,导致肺胃血热,上熏面部而发痤疮。

3. 重视丹参活血祛瘀、凉血消痈

丹参味苦、性微寒,归心、肝经,可活血祛瘀、清心除烦、通经止痛,凉血消痈,乃活血药中偏寒凉药物。痤疮发为结节、丘疹、囊肿,气血瘀滞不通,丹参可通气血、消痈肿,每一证型皆可使用。

4. 少量炮姜温通血脉

气血得温通才能运行。炮姜,味辛、性热,归脾、胃、肾经。辛能行能散，具有发散、行气、活血等作用，热能温通经脉气血。在辨证为脾虚湿蕴证、肝经郁热证、气滞血瘀证的痤疮中加用少量炮姜，不仅能推动气血精气运转，以消痈散结、通利血脉，也可防止清热药物过于寒凉，损伤脾胃。

5. 重视外用药物，内外同治

皮肤疾病的治疗，外治法同样重要。耳尖放血是很好的方法，可以排出血中热毒和瘀血，同时可配合外用消炎软膏如克林霉素凝胶、夫西地酸乳膏。对于较重的痤疮，外用火针点刺治疗，效果亦佳，只是本法不适用于偏瘢痕体质患者，以免面部留下瘢痕。痤疮治疗后期，以痘印为主者，宜使用含有胶原蛋白、透明质酸等成分的修复面膜，可帮助淡化痘印。需要注意的是，通过临床观察，对于红肿疼痛较甚的痤疮患者，初期并不适合使用含有营养皮肤成分的面膜，部分患者使用后，症状反而有所加重。

6. 重视调护

痤疮的发病及复发与生活习惯、饮食、情志因素、环境改变等息息相关，中医治疗重视养生调护。告知患者在治疗疾病的同时应当清淡饮食、少食甜腻辛辣之品，保持良好睡眠和心情，适当洁面，勿浓妆厚粉，更不要随便挤压患处。如若能做到上述所要求的，有益于痤疮的快速消退，并减少复发。

7. 慎用甘草

痤疮要慎用甘草，甘草具有肾上腺皮质激素样作用，肾上腺皮质激素也可诱发痤疮。

二、带状疱疹

带状疱疹是一种由水痘-带状疱疹病毒引起的，累及神经和皮肤的急性疱疹性病毒性皮肤病。其临床表现以簇集性水疱沿身体一侧周围神经呈带状分布，伴显著神经痛为特征。带状疱疹可发生于任何年龄，多见于青壮年；好发于春秋季节，一般愈后不再复发。带状疱疹属中医学的"蛇串疮""缠腰火丹""火带疮""蛇丹""蜘蛛疮"等范畴。

中医学认为本病是感受毒邪，湿、热、风、火郁于心、肝、肺、脾，经络阻隔，气血凝滞而成。情志内伤、心肝气郁化热，热郁久而化火，火热溢于肌表，流窜经络，再感风、火邪毒，使气血郁闭，则见红斑、丘疱疹、痒痛等症；脾失健运而生湿，脾湿蕴结而化热，湿热外发肌肤，再感湿热邪毒，使肺的宣发、肃降、治节功能紊乱，致水液循经络闭聚于肌表，则见水疱累累如珠；湿热风火邪毒，损伤经络，经气不宣，气滞血瘀，不通则痛，常致疼痛不休或刺痛不断。如《外科正宗·卷之四/杂疮毒门·火丹第七十九》载："火丹者，心火妄动，三焦风热乘之，故发于肌肤之表，有干湿不同，红白之异。干者色红，形如云片，上起风粟，作痒发热，此属心、肝二经之火……湿者色多黄白，大小不等，流水作烂，又且多疼，此属脾、肺二经湿热。"西医学认为本病是由水痘－带状疱疹病毒感染所致。

（一）带状疱疹的临床表现

1. 前驱期症状

初起有类似感冒的轻度发热、倦怠、周身不适、食欲减退，及患部皮肤有烧灼感和神经痛，亦可不经前驱症状而直接出现皮疹。

2. 典型症状

显著的沿神经分布的疼痛是本病的特征之一。一般在有神经痛的同时或稍后即发生皮疹，也有在神经痛出现超过3天才发生皮疹，疼痛程度轻重不一，与皮疹严重程度无一定的关系。通常儿童患者可没有疼痛或疼痛轻微，而年老体弱者疼痛剧烈。有些患者在皮损完全消退后，仍遗留神经痛，此种神经痛可持续数月甚至数年之久。严重者可遗留神经麻痹。

（二）带状疱疹的体征

1. 一般表现

带状疱疹的皮疹按神经的分布排列成带状，发生的部位以胸、腹、腰多见，四肢颜面也可发生。皮疹局限于身体的单侧，但少数也可超越中线。局部淋巴结常肿大。患部皮肤常在发病后1～3日出现不规则的红斑，继而成为密集成簇的丘疱疹，迅速变成粟粒大小至绿豆大小的透明清澈的小水疱，疱壁紧张，四周有红晕，皮疹在2～5日内陆续不断地出现。水疱由透明逐渐变为浑浊，慢慢吸收，干涸结痂，或水疱破裂形成糜烂面，然后结痂脱落而愈，皮肤留下暂时性色素沉着，一般不留瘢痕。

2. 特殊表现

由于病毒侵犯的部位、病变程度及其表现的不同，临床常分为如下特殊类型。

（1）不完全性带状疱疹（顿挫性），患处疼痛，可见潮红、淡红斑或丘疹，无典型水疱。

（2）出血性带状疱疹，小疱内容物为血性。

（3）坏疽性带状疱疹，皮疹中心可出现坏死，呈黑褐色痂皮，不易剥脱，愈后留瘢痕，多见于老年人或营养不良的患者。

（4）眼部带状疱疹，三叉神经眼支受累所致，疼痛剧烈，上眼睑、额部和头顶出现成簇水疱群，炎症显著，可累及角膜和眼球各部，甚至发生全眼球炎，导致失明。严重者可引起脑膜炎、脑炎，甚至死亡。

（5）耳部带状疱疹，水痘-带状疱疹病毒侵犯膝状神经节后根，引起面神经、听骨神经受累所致。出现面瘫，耳聋、耳痛，外耳道疱疹三联征（Ramsay Hunt 综合征）。临床可见单侧外耳道疱疹，鼓膜疱疹，患侧耳鸣、耳聋、耳痛，听觉障碍，乳突压痛；面瘫及舌前 1/3 味觉障碍；可伴有眩晕、恶心、呕吐、眼球震颤等。多见于老年人。

（6）泛发性（播散性）带状疱疹，据报道其发病占带状疱疹的 3%～4%，局部出疹到泛发全身历时 1～10 天。其水疱有融合倾向，水疱为水痘样。常伴高热、头痛等全身中毒症状，可并发肺、脑等损害，病情严重者可致死亡。常见于老年体弱、恶性淋巴瘤，应用大剂量类固醇激素及免疫抑制剂的患者。

（7）内脏带状疱疹，水痘-带状疱疹病毒侵犯脊神经后根神经节引起交感神经和副交感神经受累导致其支配内脏区域发疹，出现胃肠炎和泌尿道症状，发生节段性胃肠炎及单侧性膀胱黏膜溃疡。例如，侵犯胸膜、腹膜时，则可在这些部位发生刺激甚至积液等症状。带状疱疹的常见并发症是结膜出血、化脓性结膜炎、溃疡性角膜炎、角膜瘢痕、面瘫、耳鸣、耳痛、耳聋。

（三）带状疱疹治疗的经验与体会

历代文献有较多关于带状疱疹的记述，但论述大多欠深入，刘月婵通过多年临床，除在有关内容提到外，还有以下一些经验与体会。

1. 注意本虚标实

中医学认为带状疱疹是感染毒邪，湿、热、风、火郁于心、肝、肺、脾，经络阻隔，气血凝滞而成，然而邪之所凑，其气必虚。临床表现以红斑、水疱、疼痛为特征，均为一派实证，但在临床过程中医者除了牢记实则泻之的道理之外，也要注意到此病的发病与年老体弱有关，与机体免疫功能低下（如月经期、感冒、外伤、大手术后、放射治疗、恶性肿瘤、过度疲劳等）有关。故治疗时注意祛邪中要辨清气、血、阴、阳之虚实，予以正治，适当扶正，才能缩短病程、减少并发症。

2. 滋补肝肾

临床上除辨证治疗中介绍的三种证型外，有时会遇到气阴两虚之患者，故治疗也有些不同。如皮损呈色淡白或暗，晦滞，水疱细小簇集，皮损可有坏死出现，患处剧痛，伴有面色㿠白、气短、倦怠乏力、心烦失眠、自汗盗汗、午后潮热、手足心发热等气阴两虚证，宜滋补气阴。可以六味地黄丸为基础方加减，滋阴补肝肾。

3. 辅助外治法

在疱疹发出早期，在疱疹的周围使用火刺可以起到拦截肝胆湿热之毒，封锁经络通路，防止外延的效果。

（1）毫针刺。取 0.3 mm × 40.0 mm 针灸针一枚，将针尖端放置燃烧的酒精火焰中加热，直至发红。迅速点刺入患者疱疹外围界限皮肤中，切记迅速拔出，不做停留。保证火针围绕所有的疱疹外周操作，不留豁口。

（2）灯火灸。取灯心草一根，使用前用花生油浸泡，点燃一端，带火焰点灸疱疹外周，接触皮肤后切记迅速抬起，不做停留，可时时听到"啪啪"声。保证火针围绕所有的疱疹外周操作，不留豁口。

三、湿疹

湿疹是由多种内外因素引起的变态反应性皮肤病。湿疹在临床表现为"痒、湿、返、多"。其"痒"为奇痒难忍，患者常常抓破皮肤、抓出血水；其"湿"为渗水漫流，淋漓不尽；其"返"为反复发作，在一定部位、一定气候、一定环境发作，缠绵难愈；其"多"为皮损多种表现，如红斑、丘疹、水疱、结痂并存。

中医学认为湿疹的内因为先天禀赋不足，湿热内蕴；外因为受风湿热邪侵袭，内外相搏，浸留肌肤，发为湿疹。加上饮食不节、情志不遂、生活环境、化学物质等诱因引起湿热内生和血热壅盛搏于肌肤则发湿疹。湿疹的主要病因是内湿，加上外感湿、热及风，三者互结留于肌肤。表现为风热搏肤、湿热蕴结、化燥伤阴之症候。风、湿、热贯穿疾病的整个病程，只是在不同阶段症候不同，所以清热利湿祛风的理念须贯穿始终，以治湿为主，即便是阴虚血燥之证，也要知道湿邪未除，治疗不能摒弃祛湿。西医认为湿疹的发病原因很复杂，有内在因子与外在因子的相互作用，常是多方面的。外在因子如生活环境、气候条件等均可影响湿疹的发生。外界刺激如日光、紫外线、寒冷、炎热、干燥、多汗、搔抓、摩擦及各种动物皮毛、植物、化学物质等，有些日常生活用品如化妆品、肥皂、人造纤维等均可诱发湿疹。某些食物也可使某些人湿疹加重。内在因子如慢性消化系统疾病，胃肠道功能障碍，精神紧张、失眠、过劳、情绪变化等精神改变，感染病灶，新陈代谢障碍，内分泌功能失调，等等，均可产生或加重湿疹的病情。常见的发病部位有耳部、脐窝、阴囊、女阴、肛门、手部及小腿。

湿疹因其病因复杂和患者体质不同，往往经久不愈，反复发作。特别是一些顽固性湿疹，西药治疗难以取效。采用中医药治疗，如果辨证准确，用药得当，可取得较好疗效。

1. 注意病机变化

湿疹发展过程中各阶段症状表现不同，其病机亦有改变。发病初起，风湿热邪发于肌肤；病情进展，湿热蕴结于内，熏蒸于外，或血中毒热，此时多与心、肝有关；病情迁延，湿热留恋，湿阻成瘀，或血热郁结成瘀，致风湿热瘀并重之势；本病后期，风热伤阴化燥，瘀阻经络，血不荣肤或气阴两虚或血虚风燥，后二期多与肝、脾有关。

2. 注重调补中焦

湿疹的表现虽在皮肤，然病位根源则在中焦脾胃，脾胃功能正常与否，直接关系到本病的症状轻重。小儿具有脏腑娇嫩、形气未充、脾常不足的生理特点，随着年龄的增长，小儿的脾胃功能会逐渐增强，部分患儿湿疹发作有渐轻的趋势，这正是脾胃功能增强的缘故。因此，脾胃功能贯穿于小儿湿疹病的始终，在治疗时切记要健脾养胃、调补中焦。

3. 巧用虫类药

对一些慢性、久治不愈的湿疹，中医认为此为疾病入络，可加用蜈蚣、全蝎等虫类药入络搜风。虫类药应用时如果入汤煎，则疗效不甚满意；每有药不胜毒之虞。故可将全蝎、蜈蚣等另用微波炉烘3分钟，趁热碾细末备用，余药水煎送服虫类药粉，用此法收效颇佳。

4. 慎用疏风之法

对阴虚血燥生风之慢性湿疹，当慎用疏风解表之品。可用少许薄荷（3 g 左右）以佐之，至于加辛温疏风之品病情反甚，因辛温之品用于血中燥热之证，必动其血燥之风使燥热更甚而痒加剧。

四、荨麻疹

荨麻疹是一种临床较常见的皮肤黏膜过敏性疾病。临床表现为大小不等的局限性水肿性风团。其临床特征为迅速发生与消退，退后无痕迹，伴有剧痒。严重者可伴有发热，如胃肠受累，临床还可伴有腹痛、呕吐、腹泻等症状。临床根据病程长短，一般把起病急、病程在 3 个月以内者称为急性荨麻疹，风团反复发作超过 3 个月者称为慢性荨麻疹。另外根据临床表现不同，又可分为冷性荨麻疹、热性荨麻疹、胆碱能性荨麻疹、日光性荨麻疹、压迫性荨麻疹、水源性荨麻疹等。荨麻疹属中医学的"瘖瘟""瘾疹""鬼风疙瘩"等范畴。

中医学认为，荨麻疹总由禀性不耐，人体对某些物质敏感所致。可因食物、药物、生物制品、病灶感染、肠寄生虫病而发，或因情志不畅、外感寒热风邪等因素而发。

荨麻疹的中医病机：荨麻疹可由风寒外袭、蕴积肌肤，致使营卫不和而起；或由风热之邪，客于肌表，引起营卫失调所致；或由饮食不节，或有肠寄生虫，致肠胃湿热，郁于皮肤腠理间而发；或平素体弱、气血不足，或病久气血耗伤，因血虚生风、气虚卫外不固，风邪乘虚侵袭所致；或由情志内伤，冲任失调，肝肾不足，肌肤失养，生风生燥、郁于肌肤而成。

引起荨麻疹的常见原因有：①食物，如鱼、虾、蟹、牛奶等，以及一些腐败食物。②药物，如青霉素、磺胺、维生素 B 等。③感染，其中含寄生虫感染如蛔虫、钩虫等；病毒感染如肝炎、细菌感染（如扁桃体炎）等，真菌感染如白色念珠菌、癣菌疹等。④吸入物，如花粉、动物皮屑、羽毛等。⑤物理及化学因素，如冷、热，或某些化学物质进入人体而发病。⑥遗传因素。⑦内分泌等系统疾病，如糖尿病、甲状腺功能亢进等。⑧精神因素，如情绪波动、精神紧张、抑郁等。

(一) 荨麻疹的临床表现

皮肤上突然出现风团，数小时后即可消退，一般不超过 24 小时，成批发生，有时一天反复发生多次，呈鲜红色和白色两种，风团大小不等，大者直径可达 10 cm 或更大，有时在风团表面可出现水疱，疏散排列，能相互融合，形成环形、地图形等不规则形状，可泛发全身，消退后不留痕迹。有剧痒、烧灼或刺痛感。如消化道受累时可有恶心、呕吐、腹痛和腹泻；喉头和支气管受累时可导致喉头水肿，出现咽喉发堵、气促、胸闷、呼吸困难，甚至窒息等症状。根据病程的不同，可分为急性和慢性两型，急性者发作数天至 1～2 周，即可停发，部分病例反复发作，病期在 1～2 个月以上，有的经年不断，时轻时重，变为慢性。

(二) 荨麻疹治疗的经验与体会

刘月婵通过长期的临床实践及研究，对于治疗荨麻疹的棘手问题，有一定的经验与体会。

1. 辨病势缓急，分证施治

荨麻疹治当分急与慢，由长期临床实践认识到，荨麻疹根据其病程长短，可分急性荨麻疹与慢性荨麻疹。急性荨麻疹经数日至数周消退，原因较易追查，去除病因后，迅速消退。慢性荨麻疹反复发作，常年不愈，病因复杂难以查明。

急性荨麻疹单用中药治疗可取得良好的疗效。临床辨证以实证、热证为主，常见证有风热、血热生风、肠胃湿热三型，风邪是最主要的外因，治疗以疏风止痒为主；分别配以辛凉解表、清热凉血、清热通腑导滞之药。临床上常用的辛凉解表剂代表方有银翘散、清热消风散、麻黄连翘赤小豆汤等，常用药物有荆芥、防风、浮萍、蝉蜕、桑白皮、桑叶、牛蒡子、薄荷、苦参、徐长卿、蒺藜、白鲜皮、地肤子等；常用的清热凉血代表方有凉血消风散、犀角地黄汤、黄连解毒汤等，常用药物有金银花、黄芩、黄连、黄柏、水牛角、鱼腥草、龙胆草、白茅根、茜草根、石膏、知母、牡丹皮等；常用的清热通腑导滞代表方有枳实导滞丸、防风通圣散、健脾丸等，常用药物有大黄、芒硝、冬瓜仁、山楂、槟榔、神曲、布渣叶、莱菔子等。

慢性荨麻疹由于病程长，反复发作，治疗上常采取中西医结合的方法。中医辨证以虚证、瘀证为多。常见的证型有以下五种：①脾虚受寒，卫外不固；②气血亏虚；③肝肾阴亏；④虚风内生，气滞血瘀；⑤冲任失调。因症在外，病在内，故治法应顾及卫分、气分和血分。治疗分别以健脾益气、散寒固表，益气养血、疏风止痒，调补肝肾、养血息风，活血化瘀、祛风止痒，调摄冲任为法。健脾益气、散寒固表的代表方有补中益气汤、玉屏风散、麻黄桂枝各半汤，常用中药有黄芪、党参、茯苓、白术、甘草、生姜、大枣、麻黄、桂枝、紫苏等；益气养血、疏风止痒的代表方有八珍汤、当归饮子、四物消风散等，常用中药有当归、生地黄、熟地黄、天冬、麦冬、制首乌、黄精、白芍、胡麻仁、蒺藜等；调补肝肾、养血息风的代表方有六味地黄汤、一贯煎、二甲汤等，常用中药有山茱萸、山药、生地黄、石斛、枸杞子、鳖甲、龟甲、地龙、乌梅、五味子等；活血化瘀、祛风止痒的代表方有活血祛风汤、血府逐瘀汤、桃红四物汤，常用中药有当归、川芎、白芍、桃仁、红花、炮姜、牛膝、鸡血藤、柴胡、桔梗等；调摄冲任的代表方有二至丸、举元煎等，常用中药有女贞子、旱莲草、菟丝子、茺蔚子、升麻、黄芪、白术、淫羊藿、白芍、红花、肉桂等。西医治疗方面，多选用一种或多种抗组胺药物联合治疗，临床上常用氯雷他定、氯苯那敏或盐酸西替利嗪，也可考虑配合钙剂等联合治疗。中西医综合治疗一般是在慢性荨麻疹急性发作时进行施治，当症状缓解后，可逐步酌情减少西药用量至停用，继续服用中药治疗1～2个月至病情完全稳定后方停药。总之，采用中西医结合治疗有利于迅速缓解症状，同时也大大减少慢性荨麻疹的复发率。

2. 审查病机，化繁为简

临床上荨麻疹的证型往往错综复杂，复合出现的如虚证夹瘀、风热夹湿、气虚夹风寒外袭；虚证者可单独肝、脾、肾虚，也可肝肾两虚，脾肾两虚，肝脾肾皆虚。因此，辨证时当根据病证之表现及病体之强弱、虚实，理清关系，分别处理施药治疗方能起效。

同一患者在整个治疗过程中其证型并非一成不变，而是可以互相转变的，如急性荨麻疹，初发时可能是外感风寒或风热之邪致病，但若患者治疗不当或失于治疗，致病情反复不愈，久病正气受损，其证型则可由实转虚。反之慢性荨麻疹属虚证者，在治疗过程中若外感风寒或风热致发热、流涕、咳嗽等表证时，其证型当先辨为实证，急则治其标，当先疏风散寒（散热），此时其证型则由虚转为实。临床上这些例子不胜枚举，因此我们在治疗过程中，应当仔细询问病史，认真观察病情的变化，方能准确地辨证论治，取得疗效。

3. 重视活血通络药的使用

"风为百病之长"，荨麻疹其病因多与风邪有关，急性者风胜则痒，根据"治风先治血，血行风自灭"的观点当治以活血祛风止痒；慢性者"久病必瘀"，治疗亦当考虑治以洁血祛风，因此活血药在荨麻疹的辨证治疗中起着重要作用。尤其难治性、久治不愈者在辨证的基础上选加一些活血之品，往往达到意想不到的效果。现代药理研究表明，活血化瘀药能有效改善机体免疫功能，改善微循环，降低毛细血管通透性，具有良好的抗炎、抗过敏作用。因此，我们在治疗中应适当辨证配合使用活血通络药，如热证可选用赤芍、丹参、茜草、白花蛇舌草、豨莶草；寒证可选威灵仙、乌梢蛇；虚证可选当归、川芎、鸡血藤；实证可用桃仁、红花、三棱、莪术、益母草。在荨麻疹的治疗中恰当配合活血通络药能有效地提高疗效，迅速改善症状。

4. 全蝎治疗慢性荨麻疹的体会

慢性荨麻疹多因久病耗伤阴血，纹虚风内生或血虚外感风寒而发。全蝎具有祛风、息风、通络散结之功，具有"走而不守，熄内外表里之风"的特性，且有引诸药直达皮部及浮、孙络脉的作用，就其祛风、散风作用而言，李东垣认为全蝎为"治风要药"，在《开宝本草》中已有记载，全蝎可"疗诸风瘾疹"。因此，全蝎在慢性荨麻疹，尤其是对顽固性、迁延数年不愈的慢性荨麻疹有良好疗效。其用量一般为每日 3～6 g，分 3 次研末冲服，也可入汤剂煎服。由于全蝎本身具有毒性，初次用药时药量宜轻，根据病情逐渐加大用量。对于荨麻疹患者，其治疗极限最高用量不宜多于每日 9 g；且全蝎为虫类药，对动物蛋白如海鲜、鱼腥、牛肉或某些虫类药，如地龙、蝉蜕、蜂房等有过敏反应者，则应慎用。

第二章 特色经验用药

第一节 肺病（咳嗽）

1. 三仁汤

刘月婵在临床常用本方治疗具有湿热或痰湿证的各种咳嗽。秦伯未的《谦斋医学讲稿》载："三仁汤为湿温证的通用方。用杏仁辛宣肺气，以开其上；蔻仁、厚朴、半夏苦辛温通，以降其中；苡仁、通草、滑石淡渗湿热，以利其下。虽然三焦兼顾，其实偏重中焦。"《中医治法与方剂》也说："方中杏仁辛开苦降，开肺气，启上闸；蔻仁芳香化浊，与厚朴、半夏同用燥湿化浊之力颇强；苡仁、滑石、通草皆甘淡渗湿之品，使湿邪从下而去；用竹叶、滑石略事清热，数药合用，则辛开肺气于上，甘淡渗湿于下，芳化燥湿于中。"

使用本方，观察舌脉变化是辨证施治的重要环节。舌质淡、苔白厚乃湿浊内盛，阳气被遏所致；舌质红、苔黄腻，乃脾胃湿热，气聚上泛之候，脉濡缓或濡数主水湿和湿热；脉滑数为痰热。

2. 清气化痰汤

本方是治热痰的常用方，清热化痰、理气止咳，用于咳嗽、痰黄稠黏难出、痰热内蕴、气急呕恶、胸膈满闷、舌质红、舌苔黄腻、脉滑数等。本方重点在于清气、顺气而达除痰之目的。因为气有余则为火，液有余则为痰，滚随火而升降，故治痰必降火，治火必顺气。故以胆南星清热化痰为主药；黄芩、瓜蒌仁清热降痰为辅药；陈皮、枳实顺气除痰；茯苓健脾渗湿，杏仁肃肺降气，二药体现着"脾为生痰之源、肺为贮痰之器"的理论；半夏燥湿化痰，共为佐使，而组成清热顺气、降火消痰之剂。

3. 桑菊饮

本方用于风温初起、咳嗽、身不甚热、口微渴、咽干或咽痛、舌苔薄白或微黄、脉象浮数等。咳嗽见风温风热证者均可使用。根据前人"轻可去实"和"上焦如羽，非轻不举"的理论，本方主治风温犯肺、邪在卫分。本方加瓜蒌、知母、浙贝母，可治疗风温咳嗽、痰多色黄、咯吐不利；若温邪化热，而见咳嗽、痰黄而黏稠难出、咽干口渴、舌苔黄、脉浮数有力等，可加重本方的用量，口渴明显者可加天花粉；风温表证兼见头痛、目痛，可将桑叶、菊花加量，加蒺藜、决明子、夏枯草；兼见咽喉肿痛、单双乳蛾，可加牛蒡子、生地黄、玄参、板蓝根、山豆根、土牛膝等。

4. 清燥救肺汤

本方是喻嘉言名方，主治温燥伤肺而见气逆喘息、干咳无痰、鼻燥咽干、心烦口渴等。《医宗金鉴》解释本方时说："经云：损其肺者益其气。肺主诸气故也。然火与元气不两立，故用人参、甘草甘温而补气，气壮火自消，是用少火生气之法也。若夫火燥膹郁于肺，非佐甘寒多液之品，不足以滋肺燥，而肺气反为壮火所食，益助其燥矣。故佐以石膏、麦冬、阿胶、胡麻仁辈，使清肃令行，而壮火亦从气化也。经曰：肺苦气上逆，急食苦以降之，故又佐以杏仁、枇杷叶之苦以降气。气降火亦降，而制节有权；气行则不郁，诸痿、喘、呕自除矣。"本方随证加减，可用于治疗秋冬季流行的外感咳嗽，此病多为感受秋燥之邪所致，其特点是干咳无痰、口鼻干燥、喉痒音哑，甚则痰中带血、口渴、脉涩或虚数。燥伤津亏明显时，可加芦根、天花粉。

5. 竹叶石膏汤

本方是刘月婵治疗肺炎后期咳嗽的常用方。本方原为主治伤寒解后，气阴两伤，气逆欲呕及虚烦者；也可用于治疗伤暑发渴、脉虚、气阴不足。方中以竹叶清心、利水、除烦为主药；生石膏清肺胃之热，麦冬养肝胃之阴，为辅药；人参、半夏益气和胃而降逆为佐药；甘草、粳米甘缓入胃而和中为使药。

6. 白前合前胡

白前辛甘微温，入肺经，为咳嗽之要药，善于泻肺降气，气降则痰消而咳嗽止。前胡苦辛微寒，入肺经，善于宣肺，化痰止咳，清散风热。二药相使为用，宣中有降，恢复肺金宣肃之功能，使痰可祛，咳嗽得宁。名医施今墨先生临证中，多以二药蜜炙为用，以增润肺止咳之功。名医岳美中先生止咳汤以二药与荆芥、防风、杏仁、甘草、连翘、贝母、桔梗、芦根为伍，治外感咳嗽。二药相用，一宣一降，清肃和合，宣肺化痰，降逆止咳。本药对常用于感冒后咳嗽初起、咽痒咳嗽、痰吐不利、胸闷气促等症。

7. 百部合白前

止嗽散即用此二药为方。百部甘苦微温，入肺经，为止咳止嗽之要药，有甘苦润降、温而不燥的特点，善于润肺止咳。白前，辛苦微温，归肺经，有降气、消痰、止咳功效，用于肺气壅实、咳嗽痰多、胸满喘急。两者相伍，属相须为用，一降一润，祛痰止咳，润肺降气，其效颇佳。刘月婵治咳嗽，不论新感、久病，均善使用，随证加减，颇获良效。本药对常用于感冒数日咳嗽不已、胸闷气喘，或肺结核久咳不已、痰吐不利等。

8. 射干合麻黄

《金匮要略》中名方射干麻黄汤即此二药为主，效用卓著。射干，苦寒，入肺经，清热利咽，善疗咽喉肿痛，其苦降可消痰散结，清化痰热。麻黄味辛、微苦、温，归肺、膀胱经，可发汗散寒，宣肺平喘，利水消肿。用于风寒感冒，胸闷喘咳，风水浮肿。蜜麻黄润肺止咳，多用于表证已解，气喘咳嗽。两药相配，为相使之用，宣降相合，宣肺平喘，下气消痰。本药对常用于感冒后慢性气管炎、支气管哮喘，或感冒后咳嗽气喘，痰涎壅盛，喉中痰鸣、若水鸡声，胸闷气促等。

9. 紫菀合橘红

紫菀苦辛微温，入肺经，其性温而不燥，善温润肺金，辛开祛痰止咳，苦降润而平喘，故能治疗多种咳嗽。橘红味辛、苦，性温，归肺、脾两经，可理气宽中、燥湿化痰，主治咳嗽痰多、食积伤酒、呕恶痞闷。两药相配，属相须为用，一燥一润，标本兼治，既祛痰之源，又除痰之标，嗽止而喘平。二药相伍，燥润为用，燥湿化痰，润肺止咳。无论外感内伤，凡咳嗽吐痰、胸闷不舒、痰阻胸膈者皆可施用。

10. 杏仁合川贝母

杏仁味苦，微温，有小毒，入肺、大肠经，止咳平喘，润肠通便，入肺能随肺金宣肃，用于各种咳喘者，尤其适合大便干结不通者，取肺与大肠相表里之意。川贝母苦甘微寒，善清热润肺，止咳化痰，多用于阴虚燥咳痨嗽者。二者相伍，属相使为用，虽以清宣润降为用，但以润降为主，润肺化痰，降气平喘。二药相用，清宣降润，清热润肺，化痰止咳。本药对常用于肺虚久咳、咽燥痰少色黄，或外感数日、痰热内蕴、咳嗽不已、咳吐不利、口干咽燥等。

11. 紫苏子合紫菀

紫苏子辛温入肺、大肠经，其温而不燥，善于降气平喘，止咳祛痰，润肠通便。紫菀味苦，性温，能温肺、下气、消痰、止咳，治风寒咳嗽气喘、虚劳咳吐脓血、喉痹、小便不利。两药一降一润，既能降气平喘，又能润肺化痰，宽胸通便，令肺肠二经，气畅痰消而咳喘平。二药相伍，润降为用，润肺止咳，降气平喘。本药对常用于慢性支气管炎、支气管哮喘者，症见咳嗽气喘、咳痰不爽、胸膈满闷、苔白腻、脉弦滑等。

第二节 心 脑 病

刘月婵认为用药如用兵,精于方者,必精通于药物之配伍。她在长达 40 年的临床经验中,善用药对治疗各种疾病,可使疗效大大增强。药对是相对固定的两味药物配伍,是方剂配伍最小单位。在临床实践中把两味相对固定药物通过一定的组合法度配对,可发挥协同增效等作用。

一、胸痹心痛

1. 瓜蒌合薤白

刘月婵在临床治疗胸痹心痛病时,常用瓜蒌皮与薤白。全瓜蒌包括瓜蒌皮与瓜蒌子。瓜蒌皮味甘、微苦,性寒,归肺、胃经,有清热化痰、宽胸散结之功。瓜蒌子味甘、微苦,性寒,归肺、胃、大肠经,有清肺化痰、润燥滑肠之功。临床常用瓜蒌皮治疗胸痹病。现代药理研究认为,瓜蒌皮有扩张冠状动脉和抗心肌缺血的作用。薤白功效理气宽胸、通阳散结。药理研究表明,其有抗动脉粥样硬化和抗血小板聚集的作用。瓜蒌与薤白用于治疗胸痹心痛病,源自张仲景在《金匮要略·胸痹心痛短气病脉证治第九》里用栝楼薤白白酒汤治疗胸痹轻症,栝蒌薤白半夏汤和枳实薤白桂枝汤用于治疗胸痹重症。三个方剂均以瓜蒌和薤白为主药。他认为,胸痹病的病机为上焦阳虚、胸阳不振、阴邪上乘,下焦阴寒太盛、邪正相搏。胸阳不振,痰饮瘀阻者,治疗常以温阳散结、化痰通络为法。喻嘉言也指出"胸痹心痛,然总因阳虚,故阴得乘之"。所以,在临床上两者合用起到通阳散结,化痰除痹之效,常用于治疗胸痹心痛之胸阳不振、痰瘀痹阻证。

2. 党参合黄芪

党参与黄芪均属于补气药物。党参味甘、微酸,性平,归脾、肺经,具有健脾益气、补肺生津的功效。《本草正义》云:"党参力能补脾养胃,润肺生津,健运中气,本与人参不甚相远。其尤可贵者,则健脾运而不燥,滋胃阴而不湿,润肺而不犯寒凉,养血而不偏滋腻,鼓舞清阳,振动中气而无刚燥之弊。"现代药理研究认为，其有增强机体免疫功能、提高心脏泵血量的作用。黄芪味甘，性温，归肺、脾经，具有益气固表、升阳止汗之功效。现代药理研究认为，黄芪有增加心肌的抗缺氧能力及降低心肌耗氧的能力。刘月婵认为，胸痹心痛的发生首先与心阳亏虚、心气不足有关，阳气亏虚，推动和温煦之力不足，血脉运行无力，则瘀血阻于心脉，心肌出现缺血缺氧，故而发生胸痛。因此，方中常党参与黄芪合用，予益气扶正，鼓动心脉，血脉通畅则胸痛自除。

3. 丹参合红景天

丹参为临床常用活血化瘀药，"一味丹参，功同四物"。丹参味苦，性微寒，归心、肝二经，具有活血祛瘀、通经止痛、清心除烦、凉血消痈之功效。《本草纲目》曰："活血，通心包络，治疝痛。"《名医别录》记载："养血，去心腹痼疾结气，腰脊强脚痹，除风邪留热。"现代药理研究表明，丹参具有抗血栓、改善微循环、抗动脉粥样硬化、改善心肌缺血的作用。红景天为藏药，生长在高寒地带，因此有"黄金人参""神仙草"之称。明代李时珍的《本草纲目》记载其为"本经上品，祛邪恶气，补诸不足"。其性平，味甘、苦，归肺、心经，具有益气活血、通脉平喘等功效。现代药理研究表明，其有抗氧化、改善心肌缺氧、提高心肌收缩力的作用。刘月婵在临床中治疗胸痹心痛、心脉痹阻之证，常合用丹参与红景天以活血化瘀、通经活络。

4. 香附合柴胡

香附，味辛、微苦、甘，性平，入肝、三焦经，被历代医家誉为"气病之总司，女科之主帅"，有理气解郁、调经止痛之功效。《本草纲目》载："香附之气平而不寒，香而能窜，其味多辛能散，微苦能降，微甘能和。"《本草正义》云："香附性辛，香味浓，皆助气之作用，能治气的滞结。"现代药理研究表明，香附有抑制血小板聚集、抗氧化的作用。柴胡，性微寒，味苦、辛，归肝经、胆经，有透表泄热、疏肝解郁、升举阳气的功效。《本草经解》曰："柴胡，其主心腹肠胃中结气者。心腹肠胃，五脏六腑也。脏腑共十二经。凡十一脏皆取决于胆。柴胡轻清，升达胆气。胆气条达，则十一脏从之宣化。凡有结气，皆能散之。"这两味药物合用可起到行气疏肝、理气止痛之效。此药对可用于治疗情志失调导致气滞心胸、胸阳痹阻引起的胸痹心痛。

二、心悸

1. 人参合五味子

人参,性温,味甘、微苦,归于脾、肺、心经,有大补元气、回阳救逆、益气摄血、补脾肺、生津安神之功。如《神农本草经》所载:"主补五脏,安精神,止惊悸,除邪气,明目,开心益智。"《名医别录》认为:"疗肠胃中冷,心腹鼓痛,胸肋逆满,霍乱吐逆,调中,止消渴,通血脉,破坚积,令人不忘。"现代药理研究表明,人参具有增强心肌收缩力、保护心肌、改善心肌缺血再灌注损伤的作用。五味子,性温,味酸甘,归于肺、心、肾经,有收敛固涩、益气生津、补肾宁心的功效。《本经》曰:"主益气,咳逆上气,劳伤羸瘦,补不足,强阴,益男子精。"《名医别录》载:"养五脏,除热,生阴中肌。"《日华子本草》载:"明目,暖水脏,治风,下气,消食,霍乱转筋,痃癖奔豚冷气,消水肿,反胃,心腹气胀,止渴,除烦热,解酒毒,壮筋骨。"现代药理研究认为,五味子有减少心肌耗氧、抗心律失常的作用。人参与五味子合用,甘温补气,酸温滋阴,一补一收,益气养阴宁心,用以改善心悸气阴亏虚者。

2. 龙骨合牡蛎

龙骨,味甘涩,性平,归心、肝、肾经,有镇惊安神、敛汗固精的功效。《名医别录》载:"疗心腹烦满,四肢痿枯,汗出,夜卧自惊,恚怒,伏气在心下不得喘息,肠痈内疽,阴蚀,止汗,缩小便,尿血,养精神,定魂魄,安五藏。"《药性论》曰:"逐邪气,安心神,止冷痢及下脓血,女子崩中带下,止梦泄精,梦交,治尿血,虚而多梦纷纭加而用之。"牡蛎味咸,性微寒,归肝、胆、肾经,有重镇安神、潜阳补阴、软坚散结的功效。《名医别录》载:"除留热在关节荣卫,虚热去来不定,烦满;止汗,心痛气结,止渴,除老血,涩大小肠,止大小便,疗泄精,喉痹,咳嗽,心胁下痞热。"《本草纲目》曰:"化痰软坚,清热除湿,止心脾气痛,痢下,赤白浊,消疝瘕积块,瘿疾结核。"二者功能相似,常相须为用,以治阴虚阳亢之心悸者。

3. 桂枝合茯苓

桂枝,性温,味辛、甘,归于肺、心、膀胱经,功效为发汗解肌、温经通脉、助阳化气、散寒止痛。如《神农本草经》记载:"牡桂,味辛温,主上气咳逆,结气喉痹,吐吸,利关节,补中益气。"《名医别录》记载:"主治心痛,胁风,胁痛,温筋通脉,止烦,出汗。"现代药理研究表明,其有调节血液循环、强心、利尿的作用。茯苓,味甘、淡,性平,归心、肺、脾、肾经,功效为利水渗湿、健脾和胃、宁心安神。《本经》载:"主胸胁逆气,忧恚、惊邪、恐悸,心下结痛,寒热烦满,咳逆,止口焦舌干,利小便。"《药性论》载:"开胃,止呕逆,善安心神。主肺痿痰壅。治小儿惊痫,心腹胀满,妇人热淋。"现代药理研究表明,其有增加心肌收缩力、利尿、提高免疫力的作用。桂枝温通心阳,茯苓利水渗湿。对于心阳虚损、不能镇伏下焦水寒之气、水饮上泛于心引起的心悸不安,宜温通心阳、化气行水,常以桂枝与茯苓合用。正如柯琴的《伤寒来苏集》云:"君茯苓之淡渗,以伐肾邪,佐桂枝之甘温,以保心气。"

三、心力衰竭

1. 附子合桂枝

附子,有毒,性大热,味辛甘,归于心、肾、脾经,功效为回阳救逆、补火助阳、散寒止痛。《神农本草经》记载:"主治风寒咳逆邪气,温中,除寒湿,治手足折伤,拘挛、膝痛不能行走,破肿块坚硬、血瘕、金属损伤疮伤。"《本草正义》曰:"附子,本是辛温大热,其性善走,故为通十二经纯阳之要药,外则达皮毛而除表寒,里则达下元而温痼冷,彻内彻外,凡三焦经络,诸脏诸腑,果有真寒,无不可治。"桂枝的功效为发汗解肌、温经通脉、助阳化气、散寒止痛。《长沙药解》曰:"桂枝,入肝家而行血分,定经络而达荣郁。善解风邪,最调木气。升清阳之脱陷,降浊阴之冲逆,舒筋脉之急挛,利关节之壅阻。入肝胆而散遏抑,极止痛楚,通经络而开痹涩,甚去湿寒。能止奔豚,更安惊悸。"附子与桂枝皆为辛温之品,附子主回阳救逆,桂枝主温通经脉,助阳化气。两者不仅同归于心经,且肾与膀胱相表里。二者配伍,桂枝一可助附子峻补元阳之功更甚,二可协助辛热之力化生为气,起到温阳利水、振奋心脉的作用。本药对常用于心肾阳虚,水邪上泛之心衰。

2. 毛冬青合三七

毛冬青,味微苦甘,性平,归肺、肝、大肠经,功效为清热解毒、活血通脉。《广西中草药》载:"清热解毒,消肿止痛,利小便。治刀枪打伤，肺热喘咳，外感风热，预防流脑。"现代药理研究表明，其有扩张冠状动脉、增加心肌收缩力、降压、抗炎的作用。三七，味甘、微苦，性温，归肝、胃经，有散瘀止血的功效，消肿定痛。《本草纲目》载："止血，散血，定痛，金刃箭伤，跌扑杖疮，血出不止者，嚼烂涂，或为末掺之，其血即止。亦主吐血衄血，下血血痢，崩中经水不止，产后恶血不下，血运血痛，赤目痈肿，虎咬蛇伤诸病。"现代药理研究表明，其有抗血栓、扩血管、改善心肌缺血的作用。毛冬青与三七均为活血化瘀药，二者合用，对于心阳不振、心脉瘀阻之心衰证，能起到活血化瘀通脉的作用。

3. 葶苈子合车前子

葶苈子，性寒，味辛苦，归于肺、心、肝、胃、膀胱经，功效为泻肺降气、祛痰平喘、利水消肿、泄逐邪。《本经》载："主症瘕积聚结气，饮食寒热，破坚逐邪，通利水道。"《名医别录》曰："下膀胱水，伏留热气，皮间邪水上出，面目浮肿，身暴中风热痱痒，利小腹。"现代药理研究表明，其具有利尿、正性肌力、抑制心室重构、保护心肌细胞等的作用。车前子，味甘、淡，性微寒，归肺、肝、肾、膀胱经，具有清热利尿、渗湿止泻、明目、祛痰的功效。《本经》载："主气癃，止痛，利水道小便，除湿痹。久服轻身，耐老。"《日华子本草》曰："通小便淋涩，壮阳，治脱精，心烦，下气。"现代药理研究表明，其具有利尿、免疫调节、抗氧化、降血脂、抗炎及抗病毒的作用。葶苈子与车前子合用，既能利尿消肿，又能降气平喘。本药对常用于治疗心衰之心阳虚衰，水饮上泛之症。

四、眩晕

1. 半夏合天麻

半夏，性温，味辛，有毒，归脾、胃、肺经，有燥湿化痰、和胃止呕的功效。《名医别录》载："消心腹胸膈痰热满结，咳嗽上气，心下急痛，坚痞，时气呕逆，消痈肿，堕胎。"《医学启源》云："治寒痰及形寒饮冷伤肺而咳，大和胃气，除胃寒，进饮食。治太阴痰厥头痛，非此不能除。"现代药理研究表明，其在循环系统方面有抗心律失常、抗凝和降压的作用。天麻，性平，味辛甘，归肝经，具有平肝熄风、祛风止痛的作用。

《本草纲目》云："天麻，乃肝经气分药也。眼黑头眩，风虚内作，非天麻不能治。天麻乃定风草，故为治风之神药。"现代药理研究表明，其可增加冠状动脉（简称"冠脉"）血流量、降低血压、减慢心率，对心肌缺血有保护作用。半夏，辛温而燥，功善化痰，为治湿痰要药。天麻，甘平，善于息风止痉，为治内风圣药，"无痰不作眩"。对于痰湿引起的眩晕，可用半夏燥湿化痰治其本，天麻息风平肝治其标；两药配对，标本兼顾，化痰息风，治疗眩晕病疗效甚佳。

2. 胆南星合竹茹

胆南星，性凉、寒，味苦、微辛，归肺、肝、脾经，具有化痰止咳平喘、清热化痰、息风定惊的功效。《本草正》载："治小儿急惊，实痰实火壅闭上焦，气喘烦躁，焦渴胀满。"《药品化义》云："主治一切中风、风痫、惊风、头风、眩晕，老年神呆，小儿发搐，产后怔忡。"现代药理研究表明，其有解热、抗惊厥的作用。竹茹，味甘，性微寒，入肺、胃、胆经，具有清热止呕、涤痰开郁的功效。《本草再新》载："泻火除烦，润肺开郁，化痰凉血，止吐血，化瘀血，消痈痿肿毒。"竹茹，入心肝经，善涤痰泄热而开窍定惊。《药品化义》云："竹茹，轻可去实，凉能去热，苦能降下，专清热痰，为宁神开郁佳品。"胆南星与竹茹合用，有清热化痰、息风止痉之效，常用于治疗眩晕症风痰上扰之证。

3. 川芎合葛根

川芎，性温，味辛，归肝、胆、心包经，功效为活血行气、祛风止痛，主要用于血瘀气滞痛证、头痛、风湿痹痛。《名医别录》云："除脑中冷动，面上游风去来，目泪出，多涕唾，忽忽如醉，诸寒冷气，心腹坚痛，中恶，卒急肿痛，胁风痛，温中内寒。"现代药理学研究表明，川芎能够扩张冠状动脉、增加其血流量；川芎挥发油具有改善微循环、降低血压、增加脑血流量及镇痛、调节心血管功能、抗凝血、解痉、解热等作用。葛根，性凉，味甘、辛，有解肌退热、透疹、生津止渴、升阳止泻之功效。《本草经疏》云："葛根，解散阳明温病热邪主要药也，故主消渴，身大热，热壅胸膈作呕吐。发散而升，风药之性也，故主诸痹。"《名医别录》载："疗伤寒中风头痛，解肌，发表，出汗，开腠理，疗金疮，止胁风痛。"现代药理研究表明，葛根能直接扩张血管，使外周阻力下降，而有明显的降压作用，还能够改善微循环、抑制血小板凝集。葛根与川芎均味辛，一温一凉，合用能辛散祛风，通络止痛，治疗内外风引起眩晕病颇有疗效。

五、中风

1. 黄芪合地龙

黄芪，性微温，味甘，归肺、脾、肝、肾经，具有益气升阳、固表止汗、利水消肿、托毒生肌的功效。《药性论》云："治发背，内补，主虚喘，肾衰，耳聋，疗寒热。生陇西者，下补五脏。"《药类法象》载："治虚劳自汗，补肺气，实皮毛，泻肺中火，脉弦自汗。善治脾胃虚弱，疮疡血脉不行，内托阴证，疮疡。"现代药理研究表明，其对心血管系统有增加冠脉血流量、改善心肌能量代谢、抗血栓的作用。地龙，性寒，味咸，归肝、肺、肾经，具有止痉、息风、通络、平喘的功效。《日华子本草》云："治中风，并痫疾，去三虫，治传尸、天行热疾、喉痹、蛇虫伤。"《本草纲目》载："主伤寒，疟疾，大热狂烦，及大人，小儿小便不通，急、慢惊风，历节风痛，肾脏风注，头风，齿痛。"现代药理研究表明，其有解热镇静、抗惊厥、降压的作用。黄芪与地龙温寒并用，补气而不燥，通经而不散，有补气活血通络之效，适用于中风后期气虚血瘀之证。

2. 钩藤合天麻

钩藤，性凉，味甘，归肝、心包经，有清热平肝、息风定痉的功效。《本草纲目》载："大人头旋目眩，平肝风，除心热，小儿内钓腹痛，发斑疹。"《本草述》云："治中风瘫痪，口眼㖞斜，及一切手足走注疼痛，肢节挛急。又治远年痛风瘫痪，筋脉拘急作痛不已者。"现代药理研究表明，其有降压、镇静、抗惊厥的作用。天麻，性平，味辛甘，归肝经，具有息风止痉、平肝潜阳、祛风通络的作用。钩藤与天麻为性味相投的药对，钩藤味甘性凉入肝、心经，天麻，味甘，性平，柔润，亦入肝经，二药合用可共奏清热平肝、息风止痉之功效，用于治疗肝经有热、风痰上扰或肝阴不足、肝阳上亢之中风证，效果甚佳。

3. 全蝎合蜈蚣

全蝎，味辛，性平，有毒，归肝经，具有息风镇痉、攻毒散结、通络止痛的功效。《开宝本草》云："疗诸风瘾疹，及中风半身不遂，口眼歪斜，语涩，手足抽掣。"《本草纲目》载："治大人疟疾，耳聋，疝气，诸风疮，女人带下，阴脱。"《玉楸药解》述："穿筋透骨，逐湿除风。"现代药理研究表明，其有抗癫痫、抗惊厥、降压、镇痛的作用。蜈蚣，味辛，性温，有毒，归肝经，具有息风止痉、攻毒散结、通络止痛的功效。《本草纲目》："治小儿惊痫风搐，脐风口噤，丹毒，秃疮，瘰疬，便毒，痔漏，蛇瘕、蛇瘴、蛇伤。"《名医别录》："疗心腹寒热结聚，堕胎，去恶血。"现代药理研究表明，其有抗惊厥、镇痛、抗肿瘤、调节免疫等作用。二者药性相似，均入肝经，同为息风止痉的要药，作为药对配伍使用，用于中风急性期风痰上扰者，可以提高息风止痉、活血通络的效果。因二者均有毒性，使用时要注意用量。

第三节 脾 胃 病

一、痞满

1. 枳实合白术

枳实,味苦、辛、酸,性微寒,归脾、胃经,具有下气散结、消痞除满的功效。白术,味苦,性甘、温,归脾、胃经,具有健脾祛湿、培补脾胃的作用。现代药理学研究显示,枳实挥发油成分和白术多糖成分具有保护胃肠黏膜的作用。两药相配,即为枳术丸。其中,白术健脾祛湿,以助脾运,为主药;辅以枳实行气消积,使白术补而不滞,以奏健脾消痞、行气化湿之功。

2. 黄芪合桂枝

黄芪,味甘,性微温,归脾、肺经,具有补气扶正、托腐生肌的功效。中医认为"正气存内,邪不可干""脾胃虚弱则百病由生"。现代药理研究表明,黄芪具有抗菌、杀灭幽门螺旋杆菌、提高机体免疫机能、抗溃疡、抑制胃酸分泌等作用。桂枝,味辛,性甘、温,归心、肺、膀胱经。桂枝辛温,助黄芪升发脾气。在临床中多见本虚标实患者,常用黄芪、桂枝配伍,屡见奇效。

3. 白芍合柴胡

白芍,味苦、酸,性微寒,入归肝、脾经,具有养血调经、敛阴止汗、柔肝止痛、平抑肝阳的功效。柴胡,疏肝解郁,两药相和,共奏疏达肝气、养血柔肝之效,具有相反相成的配伍作用。白芍养血敛阴,可防柴胡疏散太过而劫肝阴;柴胡和解疏散,可防白芍酸寒敛阴太过而致肝气郁结。两药取长补短,用于多数情志所致的痞满中,疗效颇佳。

4. 白花蛇舌草

白花蛇舌草为茜草科一年生草本植物白花蛇舌草的干燥或者新鲜全草。其味苦、甘、寒,归胃、大肠、小肠经,有清热解毒消痈、利尿通淋的作用,主要用于疮疡肿毒、湿热淋证、癌肿、肺痈、各种脾胃疾病。

《潮州志·物产志》记载:"茎叶榨汁饮服,治盲肠炎,又可治一切肠病。"《广西中药志》载:"治小儿疳积,毒蛇咬伤,癌肿。外治白泡疮,蛇癞疮。"《闽南民间草药》载:"清热解毒,消炎止痛。"《泉州本草》载:"清热散瘀,消痈解毒。治痈疽疮疡,瘰疬。又能清肺火,泻肺热。治肺热喘促、嗽逆胸闷。"《广西中草药》载:"清热解毒,活血利尿。治扁桃体炎,咽喉炎,阑尾炎,肝炎,痢疾,尿路感染,小儿疳积。"

现代药理表明,白花蛇舌草有抗癌、抗衰老、抗菌、抗炎、增强机体免疫力、治疗阑尾炎等作用。

5. 海螵蛸

海螵蛸为乌贼科动物无针乌贼或金乌贼的内壳。其性微温,味咸、涩,归肝、肾经,具有固精止带、收敛止血、制酸止痛、收湿敛疮的功效,主治遗精、带下、崩漏、吐血、便血、外伤出血、胃痛吐酸、湿疮、湿疹、溃疡不敛等。

《本草纲目》载:"乌鲗骨,厥阴血分药也,其味咸而走血也,故血枯、血瘕、经闭、崩带、下痢、疳疾,厥阴本病也;寒热疟疾、聋、瘿、少腹痛、阴痛,厥阴经病也;目翳、流泪,厥阴窍病也;厥阴属肝,肝主血,故诸血病皆治之。"《素问》云:"有病胸胁支满者,妨于食,病至则先闻腥臊臭,出清液,先唾血,四肢清,目眩,时时前后血。病名曰血枯,得之年少时,有所大脱血,或醉入房中,气竭肝伤,故月事衰少不来,治之以四乌鲗骨一藘茹……所以利肠中及肝伤也。观此,则其入厥阴血分无疑矣。"《本草经疏》载:"乌贼鱼骨,味咸,气微温无毒,入足厥阴、少阴经。厥阴为藏血之脏,女人以血为主,虚则漏下赤白,或经汁血闭,寒热癥瘕;少阴为藏精之脏,主隐曲之地,虚而有湿,则阴蚀肿痛,虚而寒客之则阴中寒肿;男子肾虚,则精竭无子,女子肝伤,则血枯无孕;咸温入肝肾,通血脉而祛寒湿,则诸证除,精血足,令人有子也。其主惊气入腹,腹痛环脐者,盖肝属木主惊,惊入肝胆,则营气不和,故腹痛环脐也。入肝胆,舒营气,故亦主之。温而燥湿,故又主疮多脓汁也。"《山东中草药手册》记载:"海螵蛸治胃病,吐酸。"《现代实用中药》记载:"海螵蛸为制酸药,对胃酸过多、胃溃疡有效。"

现代药理研究表明,海螵蛸具有抗胃溃疡、制酸止痛、止血和成骨等作用。①制酸止痛作用。乌贼骨中所含碳酸钙可中和胃酸,缓解呕酸及胃灼热症状,又可促进溃疡面炎症吸收,阻止出血,减轻局部疼痛,故可作制酸剂。②止血作用。其所含胶质、有机质和胃液发生作用后,可在溃疡面上形成一层保护膜，使出血趋于凝结，故有止血作用。乌贼骨粉可用作局部止血剂。

6. 木香

木香为菊科植物木香、川木香的根。其性温，味辛、苦，归脾、胃、大肠、胆、三焦经，具有行气止痛、健脾消食的功效，可治疗脾胃气滞、泻痢里急后重、腹痛胁痛、黄疸、疝气疼痛、气滞血瘀之胸痹等。

《汤液本草》曰："木香，《本经》云，主气劣气不足，补也；通壅气导一切气，破也；安胎健脾胃，补也；除痃癖块，破也。与本条补破不同何也？易老以为破气之剂，不言补也。"《本草纲目》载："木香，乃三焦气分之药，能升降诸气。诸气膹郁，皆属于肺，故上焦气滞用之者，乃金郁则泄之也；中气不运，皆属于脾，故中焦气滞宜之者，脾胃喜芳香也；大肠气滞则后重，膀胱气不化则癃淋，肝气郁则为痛，故下焦气滞者宜之，乃塞者通之也。"《本草汇言》载："广木香，《本草》言治气之总药，和胃气、通心气、降肺气、疏肝气、快脾气、暖肾气、消积气、温寒气、顺逆气、达表气、通里气，管统一身上下内外诸气，独推其功。然性味香燥而猛，如肺虚有热者，血枯脉躁者，阴虚火冲者，心胃痛属火者，元气虚脱者，诸病有伏热者，慎勿轻犯。"

现代药理研究表明，木香有促进胃排空、抗胃溃疡、止泻、抗炎镇痛、抗肿瘤等作用。

二、胃脘痛

1. 芍药合甘草

芍药，味酸，性寒，有养血敛阴、柔肝止痛的功效。甘草，味甘，性温，有健脾益气、缓急止痛的功效。二药相伍，酸甘化阴、调和肝脾，有柔筋止痛之效。现代药理研究显示，芍药合甘草配伍的药理作用主要有抗炎、镇痛、解痉等，目前该方在临床上已应用于呼吸、消化、神经、肌肉、泌尿、内分泌等多系统、多科疾病的治疗，在多数胃阴亏耗所致的胃痛中疗效颇佳。

2. 芍药合桂枝

白芍，味苦、酸，性微寒，入归肝、脾经，具有养血调经、敛阴止汗、柔肝止痛、平抑肝阳的功效。桂枝，辛温通阳，两药相和，共奏通阳散寒、缓急止痛之效，具有相反相成的配伍作用。芍药养血敛阴，可防桂枝发散太过而劫营阴；桂枝通阳散寒，可防白芍酸寒敛阴太过而致虚寒更甚。两者取长补短，用于多噬食寒凉之物所致中焦虚寒胃痛中疗效颇佳。

3. 山楂合神曲、麦芽

山楂，味酸、甘，性微温，归脾、胃、肝经，具有消食化积、行气散瘀之效，为消化油腻肉食积滞之要药。《日用本草》言："化食积，行积气，健脾宽膈，消血痞气块。"神曲，味辛、甘，性温，归脾、胃经，为消化米面酒食积滞之要药。《药性论》谓："化水谷宿食，癥结积滞，健脾暖胃。"麦芽，味甘，性平，归脾、胃、肝经，为消化淀粉性积滞之要药。三药同用，见于保和丸。

现代药理研究表明，三者常用生品，山楂能增加消化酶的分泌，所含脂肪酶能够促进脂肪的分解；神曲含有酵母菌、酶类、维生素 B 复合体和挥发油等，能增进食欲、助消化，还能防止金石、贝壳类药物败胃；麦芽中含有淀粉酶和麦芽糖等，有助于淀粉性食物的消化。三药合用于多数饮食所致的胃痛，疗效明显。

4. 生地黄合元参

生地黄，味甘，性寒，归心、肝、肾经，具有清热凉血，养阴生津的功效。元参，味甘、苦、咸，性微寒，归肺、胃、肾经，具有清热凉血，解毒散结，滋阴生津功效。二药常用于胃火过盛，日久耗伤胃阴，胃阴不足，脉络失濡养，日久而致胃痛，用元参泄肺胃火，配以生地黄以滋阴，濡养经脉，二者相须为用，治疗火盛之胃痛疗效甚佳。

5. 海螵蛸

具体内容见第三节相应内容。

6. 延胡索

延胡索，又名元胡、玄胡等，为罂粟科植物延胡索的干燥块茎。归肝、脾经，味辛、苦，性温，具有止痛、行气、活血的功效，临床上治疗胸痹、心痛、经闭痛经、脘腹疼痛、产后气血运行不畅等病。《本草纲目》谓之"能行血中气滞，气中血滞。故专治一身上下诸痛，用之中的，妙不可言"。临床上常用于治疗胸痹、心痛、经闭痛经、脘腹疼痛、产后气血运行不畅等病证。

现代药理研究表明，延胡索能够通过抑制胃酸起到治疗消化性溃疡作用，另外延胡索还有镇静止痛、抗心律失常、降压和抗肿瘤的作用。

7. 芍药

芍药为毛茛科植物芍药的根。味苦、酸，性微寒，归肝、脾经，具有养血调经、敛阴止汗、柔肝止痛、平抑肝阳之功效，用于血虚萎黄、月经不调、胸胁脘腹疼痛、四肢挛急疼痛、肝阳上亢、头痛眩晕、自汗盗汗等。

《本草新编》记载："芍药，味苦、酸，气平、微寒，可升可降，阴中之阳，有小毒。入手足太阴，又入厥阴、少阳之经。能泻能散，能补能收，赤白相，无分彼此。其功全在平肝，肝平则不克脾胃，而脏腑各安，大小便自利，火热自散，郁气自除，痈肿自消，坚积自化，泻痢自去，痢痛自安矣。盖善用之，无往不宜，不善用之，亦无大害。无如世人畏用，恐其过于酸收，引邪入内也。此不求芍药之功，惟求芍药之过。所以，黄农之学，不彰于天下，而夭札之病，世世难免也，予不得不出而辨之。夫人死于疾病者，色欲居其半，气郁居其半。纵色欲者，肝经之血必亏，血亏则木无血养，木必生火，以克脾胃之土矣。脾胃一伤，则肺金受刑，何能制肝。木寡于畏，而仍来克土，治法必须滋肝以平木。而滋肝平木之药，舍芍药之酸收，又何济乎。"

现代药理研究表明，芍药能够扩张冠状动脉、增加冠脉血流量、抑制血小板聚集、抗血栓形成。此外，还具有镇静、镇痛、解热、抗炎、降压等作用。应用芍药配伍，可以治疗冠心病、肝性脑病、肝肾综合征、重症肝炎等疾病。

8. 香附

香附为莎草科植物莎草的干燥根茎。味辛、微苦、微甘，性平。归肝、脾、三焦经。具有疏肝解郁、理气宽中、调经止痛的功效。主要用于肝郁气滞证，胸胁胀痛，疝气疼痛，乳房胀痛；脾胃气滞证，可见脘腹痞闷，胀满疼痛，月经不调，经闭痛经等病证。

《本草纲目》记载："香附之气平而不寒，香而能窜，其味多辛能散，微苦能降，微甘能和。"《景岳全书》记载："味苦辛微甘，气温。气味俱厚，阳中有阴，血中气药也。专入肝胆二经，兼行诸经之气。用此者，用其行气血之滞，童便炒，欲其下行；醋炒，则理气痛，开六郁，散寒邪，利三焦，行结滞，消饮食痰涎，痞满腹胀，附肿脚气，止心腹肢体头目齿耳诸痛，疗霍乱吐逆，气滞泄泻，及吐血下血尿血，妇人崩中带下，经脉不调，胎前产后气逆诸病。因能解郁，故曰妇人之要药。然其味辛而动，若阴虚躁热而汗出血失者，概谓其要，则大误矣。此外，凡痈疽瘰疬疮疡，但气滞不行者，皆宜用之为要药。"

现代药理研究表明，其在抗炎、镇痛、抗菌、抗氧化、抗肿瘤、抗抑郁等方面均具有较显著的功效。

第四节 妇 科 病

刘月婵主张用药直而平和，扶正法邪于无形，且剂量适中，少有大方之用。因平淡之法，方能体现《灵枢》《素问》及《伤寒杂病论》等纯粹以精之意。临床用药切忌随意堆砌，不得一味追求大方、奇方。其用药平中见奇，甚至于在"危、重、奇、急"等病证的治疗中亦现举重若轻之效。例如，调气和血时其常常主用轻清疏发之柴胡，但柴胡虽为根类却是升阳之品，多用往往会劫伤肝阴肝血，所以在柴胡的用量上另有推敲。根据月经周期规律调整柴胡剂量，经后期不用（0～3 g）或少用（3～6 g），经间期逐渐加大用量（6～10 g），至经前期又减小剂量（3～6 g）；且须结合患者体质，但有阴虚之象，柴胡须少用。再如选用黄连、黄柏、栀子等苦寒药时，注意其用量多3～10 g，并与山药、白术等药配伍以固护胃气，使其寒不凝血、寒不伤阳，且中病即止，以免戕伐脾阳或苦寒化燥使阴血更伤。

轻灵之药是指具有质轻升浮、药性灵动不滞的药物。清代吴鞠通在《温病条辨》中谓："其用药也，稍呆则滞，稍重则伤，稍不对证则莫知其乡。"女子属阴，血为本，由于经、孕、产、乳"数脱血"的生理，常处于"有余于气，不足于血"的生理状态。而气有余便是火，且体质娇嫩，不堪受药物之偏颇，故巧药切忌重伤戕伐，力戒大辛大热、苦寒攻伐之品，只需性味平和，刚柔相济。《黄帝内经·阴阳应象大论》分析药食气味有以下特点："味厚则泄，薄则通；气薄则发泄，厚则发热。"刘月婵用药轻灵，突出味巧则通或气薄发泄，如多用味薄之茯苓、滑石、石膏，而少用味厚之黄连、大黄；多用气薄之麻黄、荆芥、金银花，而少用气厚之肉桂、附子。总之，治寒不过热，治热不过寒，药性平和为度，达到巧除病邪、保护正气的目的。善以花类、藤类药物治疗妇科病证是刘月婵用药轻灵的有效体现。花者"华"也，集天地之灵气而生，质轻气香，能升发阳气，悦肝醒脾；而藤类药物，上得天之阳气濡润，下得地之阴气滋养，能屈能伸，刚柔相济，最善疏经通络。

1. 玫瑰花

《本草正义》道:"玫瑰花,清而不浊,和而不猛,柔肝醒胃,疏气活血,宣通窒滞而绝无辛温刚燥之弊,断推气分药之中,最有捷效而最驯良,芳香诸品,殆无其匹。"《本草纲目拾遗》说:"和血行血,理气,治风痹、噤口痢、乳痈、肿毒初起、肝胃气痛。"玫瑰花性温,味甘,药入五脏,化气兼治,既有温养血脉之力,又有疏发生机之功,且湿而不燥、疏不伤阴,适于妇人气郁血滞柔弱之体,是治疗体虚兼郁、月事迟迟不至之疏肝运脾的良药。

2. 绿萼梅

《本草纲目拾遗》说:"开胃散邪,煮粥食,助清阳之气上升,蒸露点茶,生津止渴,解暑涤烦。"绿萼梅味酸、涩,性平,主入肝、胃、肺经,能调理脾胃、疏理气血,却不伤阴。绿萼梅与玫瑰花相伍,用于治疗妇人肝郁脾虚血弱所致的月经不调、痛经、闭经、不孕、带下病等病证。

3. 金银花

金银花始见于李时珍《本草纲目》:"一切风湿气,及诸肿毒、痈疽疥癣、杨梅诸恶疮。散热解毒。"金银花性寒,味甘,质清升扬,入肺、心、胃经,具有清热解毒的功效,历来是温病各家习用之品。因其甘寒但不伤脾阳的特点,常用于治疗因湿热下注所致的妇人腹痛、带下病等病证。

4. 夜交藤

夜交藤,性味甘平,入心、肝二经,功能养心、安神,祛风通络。《本草从新》有云:"夜交藤,补中气,行经络,通血脱治劳伤。"夜交藤补而不滞、通而不伤,用治产后阴血亏虚、外感风寒湿邪、经脉痹阻之产后身痛。

5. 鸡血藤

鸡血藤,味甘苦,性温,归肝经。始载于《本草纲目拾遗》:"其藤最活血,暖腰膝已风瘫。""治老人气血虚弱,手足麻木瘫痪等症;男子虚损,不能生育及遗精白浊……妇人经血不调,赤白带下,妇人干血劳及子宫虚冷不受胎。"该药以补为主,以通为辅,即补中有通,常用于治疗因冲任不足、气血不和所致的经、胎、产病变,以及湿邪所致的妇人胆痛、带下诸疾。

6. 红藤

红藤，味苦，性平，归肝、大肠经，功效为活血止痛、解毒消痈。《本草图经》谓："行血，治血块。"刘月婵最喜将红藤用于治疗风热搏结所致的妇科炎症，如急慢性盆腔炎等。

7. 温经汤

温经汤是现代临床用于治疗冲任虚寒、瘀血阻滞型痛经的常用方剂。温经汤的古代文献记载最早出自《金匮要略》："问曰：'妇人年五十所，病下利数十日不止，暮即发热，少腹里急，腹满，手掌烦热，唇口干燥，何也？'师曰：'此病属带下，何以故？曾经半产，瘀血在少腹不去，何以知之？其证唇口干燥，故知之。当以温经汤主之。温经汤方：吴茱萸三两，当归、川芎、芍药、人参、桂枝、阿胶、牡丹皮、生姜、甘草各二两，半夏半升，麦冬一升。'"可以看出，温经汤在《金匮要略》中仅用于治疗妇人少腹里急，尚未明确指出用于治疗痛经。

唐代孙思邈在《备急千金要方》中提出："温经汤，主妇人小腹疼痛方。茯苓六两，芍药三两，薏苡仁半升，土瓜根三两。"此温经汤较之前在组方上有较大差距，更注重祛邪，温补之意较弱。《圣济总录》中有关于温经汤的记载，"治妇人月水来，腹内刺痛，不可忍，温经汤方，白茯苓、芍药、土瓜根、牡丹、丹砂、薏苡仁"，更加明确地指出温经汤用于妇人因月水来而出现腹痛的治疗，范围进一步缩小，针对性更强。

宋代《太平惠民和剂局方》对于温经汤有了更加详细的说明："温经汤，治冲任虚损，月候不调，或来多不断，或过期不来，或崩中去血过多不止。又治曾经损娠，瘀血停留，少微急痛，发热下利，手掌烦热，唇干口燥。及治少腹有寒，久不受胎。阿胶、当归、川芎、人参、肉桂、甘草、芍药、牡丹皮各二两，半夏二两半，吴茱萸三两，麦门冬五两半。"《妇人良方大全》中也有温经汤的记载："寒气客于血室，血凝不行，结积血为气所冲，新血与故血相搏，所以发痛。宜温经汤：当归、川芎、芍药、桂心、莪术、人参、甘草、牛膝、牡丹皮。"可以看出《妇人良方大全》中温经汤的组成发生了较大的变化，其在治疗上更偏于温经散寒、活血调经之效。《女科心法》中对于温经汤的认识与《妇人良方大全》中基本一致："血虚久冷，瘀血停留，而小腹急痛者，温经汤。治血海虚寒，月水不调。川芎、当归、白芍各一钱半，丹皮一钱，牛膝、人参各二钱，莪术一钱半，桂心一钱，甘草五分。"自《妇人良方大全》中温经汤被提出后，温经汤的组成及治疗方向基本确定，后来医家多是在此基础上进行临床加减治疗。

现代《中医妇科学》教材中治疗痛经所使用的温经汤便是出自《妇人良方大全》中的配伍。可见，温经汤在治疗痛经上有极高的使用频率，是治疗痛经的常用方剂。温经汤的组方方式变化较多，灵活加减，但可以看出主要用于虚寒、血瘀夹杂导致的痛经。现代所用温经汤主要在《金匮要略》之温经汤的基础上进行加减。

8. 四物汤、桃红四物汤

四物汤首见于宋代的《太平惠民和剂局方》："四物汤。调益荣卫，滋养气血。治冲任虚损，月水不调，脐腹刺痛，崩中漏下，血瘕块硬，发歇疼痛，妊娠宿冷，将理失宜，胎动不安，血下不止，及产后乘虚，风寒内搏，恶露不下，结生瘕聚，少腹坚痛，时作寒热。当归、川芎、白芍药、熟干地黄各等分。"这是第一次提出四物汤可以治疗虚损所导致的痛经，使用四味药进行组方，效果显著且易于加减，被后世医家广泛加减应用于痛经的治疗。

《丹溪心法》载"临经来时肚疼者，四物汤加陈皮、玄胡索、牡丹、甘草"，描述了四物汤的使用情况及相应的加减用药。使用四物汤作为基础方进行加减治疗各类型痛经的文献很多。例如，《仁斋直指方论》曰："经水未行，临经将来作痛者，血实也。以四物汤加桃仁、香附、黄连、红花，或加延胡索、莪术、木香，有热加柴胡、黄芩。"《女科证治准绳》曰："经事来而腹痛者，经事不来而腹亦痛者，皆血之不调，四物汤加吴茱萸半钱，香附子一钱。"《女科要旨》言："经行而腹痛拒按者，四物汤加延胡索，木香；经已行而腹痛者，加人参，白术，干姜。"从文献中可以看出，各时期医家使用四物汤治疗痛经的频率较高。《医方考·卷之六·妇人门第七十》更是直接强调了四物汤是妇人调经的主方："四物汤：当归、川芎、白芍药、熟地黄，妇人月事不调，以此方为主而变通之……此四物汤所以为妇人之要药，而调月者必以之为主也……脉迟腹痛不宜芍药，恐其酸寒，益增中冷也。"可见，四物汤能够养血活血，既是补血养血的基础方又是调经的要方，主要用于治疗营血虚滞型痛经。

桃红四物汤具有清热、理气、活血化瘀的功效，主要用于治疗气滞血瘀型痛经。桃红四物汤最早见于明《万氏妇人科·卷之一·调经章·经后腹痛》："凡经水将行，腰胀腹痛者，此气滞血实也，桃红四物汤主之。归尾、川芎、赤芍、丹皮、香附、元胡索各一钱，生地、红花各五分，桃仁二十五枚，水煎。如瘦人责其有火，加黄连、黄芩各一钱，肥人责其有痰，加枳壳、苍术各一钱。"清代的《济生集·卷三·论月经诸症》载："行经腰腹作痛者，气滞血实，人瘦有火也。桃红四物汤加条芩、黄连。桃红四物汤：归尾、赤芍、川芎、生地、香附各二钱，丹皮、红花、延胡索各一钱，桃仁十一粒。"《胎产指南·调经章·经将行腹痛》云："凡经水将行，腰涨腹痛者，此气滞血实也，桃红四物汤主之。归尾、川芎、赤芍、丹皮、香附、元胡索各一钱，生地、红花各五分，桃仁二十五枚。"《验方新编·卷之九·妇人科调经门·行经腹痛》云："凡经水将行，腰腹胀痛者，此气滞血实也。用桃红四物汤：归尾、川芎、赤芍、丹皮、香附、元胡索各一钱，生地、红花各五分，桃仁二十五粒，水煎服。"通过各医家在临床上的用药可以看出，桃红四物汤主要用于经前或行经期因气滞血瘀所致的痛经。

四物汤被后世称为"妇科第一方""调理一切血证是其所长"及"妇女之圣药"等。桃红四物汤又被称为加味四物汤，是调经要方之一，该方由四物汤加桃仁、红花而成，功效为养血活血。方中以强劲的破血之品桃仁、红花为主，力主活血化瘀；以甘温之熟地黄、当归滋阴补肝、养血调经；芍药养血和营，以增补血之力；川芎活血行气、调畅气血，以助活血之功。全方配伍得当，使瘀血祛、新血生、气机畅，化瘀生新是该方的显著特点。

现代药理研究表明，桃红四物汤具有扩张血管、抗炎、抗疲劳、抗休克、调节免疫功能、降脂、补充微量元素、抗过敏等作用。当归、白芍等药物的有效成分能抑制醋酸刺激动物致痛而发生的扭体反应，香附、白芍及当归的挥发成分有缓解子宫痉挛收缩的作用。

桃红四物汤中，桃仁还有通腑之意，有助于通调腑气。肝主气机，藏血；脾生气血，统血。肝气舒，肝胃和，腑气通，瘀血去，则痛经自止。同时还要注意调理的时间，患者在月经前 5～7 天开始调理服药至月经来潮的第 1～2 天停服中药，效果良好。根据痛经伴有的其他症状随证加减，如伴有头痛、颈项痛可加桂枝等通经活络，借鉴针灸中的通经止痛法。区别于邪客于上焦可引起头痛，瘀血重可加重活血化瘀之品；阴虚火旺可经后加石膏、知母等养阴清热之品调理。

9. 芍药甘草汤

芍药甘草汤最早出自张仲景《伤寒杂病论·辨太阳病脉证并治》："脉浮自汗出，小便数，而恶寒者，阳气不足也。心烦脚挛急者，阴气不足也。阴阳血气俱虚，则不可发汗。若与桂枝汤攻表，则又损阳气，故为误也。得之便厥，咽中干，烦躁吐逆者，先作甘草干姜汤，复其阳气，得厥愈足温。乃芍药甘草汤，益其阴血，则脚痉得伸。芍药甘草汤：白芍药、甘草各四两。"芍药甘草汤在《伤寒论》中主要用于治疗阴血不足所致疾病，并未提及痛经的使用。《医方集解·和解剂》曰："芍药甘草汤，治腹中不和而痛"，开始应用于腹痛方面的治疗。《医学心悟·卷三·腹痛》亦云"芍药甘草汤，止腹痛如神"，强调其可以用于治疗腹痛。《笔花医镜·卷四·女科证治·肝气》言"腹痛者，木乘土也，芍药甘草汤主之"，明确提出芍药甘草汤可以用于因肝气犯脾导致的腹痛。芍药甘草汤组方简单，但是其调肝止痛的效果显著，临床多用于治疗肝脾失调型痛经。

10. 小柴胡汤

小柴胡汤出自《伤寒论》，为和解剂代表方剂，可和解少阳，主治伤寒少阳病证。邪在半表半里，症见往来寒热、胸胁苦满、默默不欲饮食、心烦喜呕、口苦、咽干、目眩、舌苔薄白、脉弦，妇人伤寒、热入血室、经水适断、寒热发作有时、疟疾、黄疸等内伤杂病而见以上少阳病证者。伤寒少阳病证多由邪在少阳、经气不利、郁而化热所致，治疗以和解少阳为主。少阳病证通常表现为三焦经和胆经的病证。少阳病证邪在半表半里，汗、吐、下三法均不适用，唯用和法有效。方中柴胡苦平，入肝胆经，透解邪热，疏达经气；黄芩清泄邪热；法半夏和胃降逆；人参、炙甘草扶正抗邪；生姜、大枣和胃生津。用上方后，可使邪气解，少阳和，上焦通，津液下，胃气和，有汗出热解之功。

女子多有情致不调，肝主情志，且肝藏血，主疏泄，与女子月经密不可分。如刘河间的《素问病机气宜保命集·妇人胎产论》曰："妇人童幼，天癸未行之间，皆属少阴；天癸既行，皆从厥阴论之；天癸既衰，皆属少阴经也。"对此，黄荣昌认为："天癸既行，肝为女子主令之官；天癸既行，肝为女子致病之贼。"这与肝主藏血、主疏泄的生理功能是分不开的。正如《傅青主女科》所云："经欲行而肝不应，则抑拂其气而疼生。"

小柴胡汤不仅和解少阳，更重要的是可使少阳得和，上焦得通，津液得下，胃气得和，也就是可以舒肝和胃。同时，月经隶属冲任，冲任隶属阳明，肝胃和，月经通，通则不痛，可同时配合桃红四物汤养血调经。

11. 血府逐瘀汤、少腹逐瘀汤、膈下逐瘀汤

上述三个逐瘀汤均出自王清任的《医林改错》，主要用于因瘀血停滞所引发的痛经。血府逐瘀汤主要用于因气滞血瘀、瘀结内阻而导致经行不畅出现腹痛。血府逐瘀汤组成为：当归、红花、生地黄、牛膝各三钱，桃仁四钱，枳壳、赤芍各两钱，柴胡、甘草各一钱，桔梗、川芎各一钱半。少腹逐瘀汤亦可用于瘀血内阻型痛经。《医林改错·下卷·少腹逐瘀汤说》曰："治少腹积块疼痛，或有积块不疼痛，或疼痛而无积块，或少腹胀满，或经血见时，先腰酸少腹胀，或经血一月见三、五次，接连不断，断而又来，其色或紫、或黑、或块、或崩漏，兼少腹疼痛，或粉红兼白带，皆能治之，效不可尽述。少腹逐瘀汤：小茴香七粒，干姜二分，延胡索、没药、川芎、官桂一钱，当归、蒲黄三钱，赤芍、五灵脂二钱。"膈下逐瘀汤则主要用于肚腹血瘀之证，方组为乌药、灵脂、牡丹皮、赤芍、川芎各二钱，当归、桃仁、甘草、红花各三钱，延胡索一钱，香附、枳壳各一钱半。通过三个逐瘀汤的功效及用药可以看出，三者均可用于血瘀所引起的痛经。血府逐瘀汤主要是活血化瘀、行气止痛，多用于气滞血瘀型痛经；少腹逐瘀汤功效偏于活血祛瘀、温经止痛，多用于寒凝血瘀型腹痛；膈下逐瘀汤与血府逐瘀汤功效一样，但其擅长部位偏于肚腹。

第五节 肿 瘤 病

1. 陈夏六君汤

陈夏六君汤是刘月婵治疗各种恶性肿瘤手术、放疗化疗后调养身体的基本方。本方见于《医宗金鉴》，可以治疗内外妇儿多种疾病。例如，加味六君子汤（人参、白术、炮姜、陈皮、半夏、茯苓、炙甘草、升麻、柴胡、肉桂），具有补脾益气、升阳和胃的作用，治小儿肝木乘脾、食少气弱、阳气不营于四末以致产生"五硬"，仰头取气，难以动摇，气壅疼痛、连及膈间，手心、足心冰凉而硬者。六君子汤还见于《济阳纲目》（卷三十九），药用人参、白术、茯苓、甘草、陈皮、半夏、紫苏子、大腹皮、木香、草果、厚朴、枳实，治疗因怒伤肝乘肺，传大肠者，腹鸣，气走有声，二便或闭或澹。又比如《古今医鉴》卷五，用加味六君子汤加炮干姜、豆蔻、黄连、制吴茱萸，治疗脾胃大虚，以致膈噎不食。本方健脾益气、和胃降逆，用其治疗恶性肿瘤手术治疗、化疗、放疗后出现纳差、食少、消瘦等症状的患者，因为脾胃为后天之本、气血生化之源，中气建立、化源充足，才能荣养四肢百骸、增强抵抗力，从而预防肿瘤复发。

2. 半枝莲合白花蛇舌草

半枝莲，原名开头草，别名为狭叶韩信草，一般在开花时采全草入药。本品原用于毒蛇咬伤及疮痈肿毒等症，近年来在临床上用于肝炎、肝大、肝硬化腹水、癌肿及吐血损伤出血等证。本品辛、凉，能清热解毒、利尿消肿。用于热毒疮疡，毒蛇咬伤，以及肺痈等证。半枝莲用治痈肿疮疡，有解毒、消肿的作用；用治毒蛇咬伤也有良好的解毒作用；可单独应用，或配合清热解毒药同用，既可内服，也可外用；用治肺痈，可配合鱼腥草、金荞麦等同用。本品可用于肺癌及胃肠道癌等恶性肿瘤，用于胃肠道癌症，常与白花蛇舌草、石见穿、八月札、半边莲等同用。此外，本品又能利尿、祛瘀止血，可用于腹水及损伤出血等证。

白花蛇舌草为茜草科植物白花蛇舌草的全草。其味苦、甘，性寒，归胃、大肠、小肠经。具有清热解毒，利湿通淋的功效。可治疗痈肿疮毒、咽喉肿痛、毒蛇咬伤、热淋涩痛等病症。本品苦寒，有较强的清热解毒作用，用治热毒所致诸证，内服外用均可，如单用鲜品捣烂外敷，治疗痈肿疮毒，也可以本品与金银花、连翘、野菊花等药同用；用治肠痈腹痛，常与红藤、败酱草、牡丹皮等药同用；若治咽喉肿痛，多与黄芩、玄参、板蓝根等药同用；若用治毒蛇咬伤，可用鲜品捣烂绞汁内服或水煎服，其药渣敷伤口，疗效较好，亦可与半枝莲、紫花地丁、重楼等药配伍应用。本品治疗热淋涩痛，性味甘寒，有清热利湿通淋之效，单用本品治疗膀胱湿热、小便淋沥涩痛，亦常与白茅根、车前草、石韦等同用。此外，本品既能清热又兼利湿，尚可用于湿热黄疸。近年利用本品清热解毒消肿之功，已广泛用于各种癌症的治疗。

刘月婵在治疗恶性肿瘤的过程中，经常把半枝莲和白花蛇舌草配伍应用，临床疗效显著。半枝莲和白花蛇舌草在临床治疗癌症中，应用十分广泛，组成复方配伍用于多种肿瘤的治疗。

3. 三棱合莪术

《医学衷中参西录》曰："三棱，气味俱淡，微有辛味。莪术，味微苦，气微香，亦微有辛意。性皆微温，为化瘀血之要药。以治男子癥，女子瘕，月闭不通，性非猛烈而建功甚速。其行气之力，又能治心腹疼痛，胁下胀疼，一切血凝气滞之证。若与参、术诸药并用，大能开胃进食，调血和血。若细核二药之区别，化血之力三棱优于莪术，理气之力莪术优于三棱。药物恒有独具良能，不能从气味中窥测者，如三棱、莪术性近和平，而以治女子瘀血，虽坚如铁石亦能徐徐消除，而猛烈开破之品反而不能建此奇功，此三棱、莪术独具之良能也。"

刘月婵应用三棱和莪术治疗恶性卵巢肿瘤取得了较好的临床疗效。恶性卵巢肿瘤目前以综合治疗为主，中医药治疗是其治疗手段之一，而且越来越被人们所重视。中医药可以解决手术、放疗、化疗等手段难以解决的问题。如有的患者不能行手术、放疗、化疗，或手术不能把瘤体切净，或手术后复发、转移，放、化疗毒副作用较大，患者不能耐受。对于这类患者应使用中医药扶正祛邪辨证论治，可以减轻症状，延长生存期，提高生活质量。对于气血瘀滞型患者，症见腹部肿块，质坚硬、推之不移、按之不散，小腹疼痛，坠胀不适，面色晦暗、形体消瘦、肌肤甲错、神疲乏力、纳呆、二便不畅，舌质黯紫有瘀斑、脉细涩或弦细。此类多为中晚期患者，用活血化瘀、理气止痛、兼扶正固本的方法。方药：三棱 15 g，莪术 15 g，丹参 20 g，赤芍 15 g，川楝子 15 g，重楼 20 g，石见穿 30 g，延胡索 15 g，乌药 10 g，党参 15 g，黄芪 50 g，鸡内金 15 g。对于痰湿凝聚型患者，症见腹部肿块，腹大（腹水）如怀子状、腹胀胃满、身倦无力、纳呆、舌质黯淡、苔白腻、脉滑。此类多为中晚期伴有腹水的患者。用健脾利湿、化痰软坚为治法。方药：苍附导痰汤加减。苍术 15 g，茯苓 15 g，半夏 10 g，附子 15 g（先煎），胆南星 10 g，三棱 15 g，莪术 15 g，枳皮 10 g，薏苡仁 30 g，香附 10 g，黄芪 40 g，党参 15 g，绞股蓝 40 g。

4. 蜈蚣

蜈蚣为蜈蚣科动物少棘巨蜈蚣的干燥体。其性温，味辛，有毒，归肝经。具有息风镇痉、攻毒散结、通络止痛的功效。主治痉挛抽搐、疮疡肿毒、瘰疬结核、风湿顽痹、顽固性头痛等病症。

临床用于：①痉挛抽搐。本品性温，性善走窜，通达内外，搜风定搐力强，与全蝎均为息风要药，两药常同用，治疗各种原因引起的痉挛抽搐，如止痉散（源自《经验方》）；若治小儿口撮，手足抽搐，以本品配全蝎、钩藤、僵蚕等，如撮风散（源自《证治准绳》）；若治破伤风，角弓反张，即以本品为主药，配伍南星、防风等同用，如蜈蚣星风散（源自《医宗金鉴》）。经适当配伍，本品亦可用于癫痫、风中经络、口眼歪斜等证。②疮疡肿毒，瘰疬结核。本品以毒攻毒，味辛散结，同雄黄、猪胆汁配伍制膏，外敷恶疮肿毒，效果颇佳，如不二散（源自《拔萃方》）；本品与茶叶共为细末，敷治瘰疬溃烂，如《本草纲目》引《枕中方》验方；若以本品焙黄，研细末，开水送服，或与黄连、大黄、生甘草等同用，又可治毒蛇咬伤。③风湿顽痹。本品有良好的通络止痛功效，与全蝎相似，故二药常与防风、独活、威灵仙等祛风、除湿、通络药物同用，以治风湿痹痛、游走不定、痛势剧烈者。④顽固性头痛。本品入络搜风，通络止痛，可用治久治不愈之顽固性头痛或偏正头痛，多与天麻、川芎、白僵蚕等同用。

蜈蚣的药用价值可见于历代医家的著述当中，杨士瀛的《仁斋直指方》云："蜈蚣有毒，惟风气暴烈者可以当之，风气暴烈，非蜈蚣能截能擒，亦不易止，但贵药病相当耳。"《医学衷中参西录》云："蜈蚣，走窜之力最速，内而脏腑，外而经络，凡气血凝聚之处皆能开之。性有微毒，而转善解毒，凡一切疮疡诸毒皆能消之。其性尤善搜风，内治肝风萌动，癫痫眩晕，抽掣瘛疭，小儿脐风；外治经络中风，口眼歪斜，手足麻木。为其性能制蛇，故又治蛇症及蛇咬中毒。外敷治疮甲（俗名鸡眼）。用时宜带头足,去之则力减,且其性原无大毒,故不妨全用也。""有病噎膈者,服药无效,偶思饮酒,饮尽一壶而病愈。后视壶中有大蜈蚣一条,恍悟其病愈之由,不在酒实在酒中有蜈蚣也。盖噎膈之证,多因血瘀上脘,为有形之阻隔,蜈蚣善于开瘀,是以能愈。观于此,则治噎膈者,蜈蚣当为急需之品矣。"

蜈蚣的药理作用有:①抗肿瘤作用。蜈蚣提取物对动物移植性肿瘤有一定作用。②抗菌作用。本品水浸液对多种皮肤真菌有不同程度的抑制作用。体外试管法表明,本品水浸液,乙醇、乙醚提取液对葡萄球菌、八叠杆菌、绿脓杆菌、白色念珠菌并不显示直接的抑制作用。③促进免疫功能。

蜈蚣善治疗癌症,蜈蚣是刘月婵在治疗肺癌过程中的一味常用药,对于肺瘀痰结型的肺癌,用鱼腥草、仙鹤草、猫爪草、重楼、山海螺各30 g,天冬30 g,葶苈子12 g,生半夏15 g,浙贝母9 g加减,同时患者还并用五虫散(蜈蚣20条,全蝎、干蟾皮各30 g,水蛭20 g,守宫30条等烤干碾末分7天服)。用法:每日1剂,水煎服,1日2次。对于瘀阻肺络型的肺癌,表现为瘀血阻滞,肺络不畅,以咳嗽不畅,胸闷气憋,胸痛有定处,如锥如刺,或痰血暗红,口唇紫暗,舌暗或有瘀斑,苔薄,脉细弦或细涩等为常见症的肺癌证候。治法:行气活血。处方:蜈蚣3条、三棱15～30 g,莪术15～30 g,王不留行15～30 g,桃仁12 g,丹参15 g,海藻30 g。用法:每日1剂,水煎服,1日2次。

5. 全蝎

全蝎出自《蜀本草》(《中药大辞典》)、《新修本草》(《中华药海》),含蝎毒,系一种类似蛇毒神经毒的蛋白质,粗毒中含多种蝎毒素,包括昆虫类神经毒素、甲壳类神经毒素、哺乳动物神经毒素、抗癫痫活性的多肽等。全蝎能祛风止痉、通络止痛、攻毒散结。主治小儿惊风、抽搐痉挛、半身不遂、破伤风、风湿顽痹、偏正头痛、牙痛、耳聋、痈肿疮毒、瘰疬痰核、蛇咬伤、烧伤、风疹、顽癣。全蝎的药理研究表明,全蝎具有抗肿瘤作用,全蝎提取液对细胞肉瘤实体瘤、乳腺癌、带瘤小鼠的肿瘤细胞生长均有明显抑制作用。全蝎具有毒性,蝎毒主要毒副作用为使呼吸麻痹。此外,全蝎还有抗惊厥作用、抗癫痫作用。

历代医家在临床应用全蝎治疗疾病过程中积累了丰富的经验,牵正散(《杨氏家藏方》)祛风化痰止痉,主治中风、口眼歪斜。止痉散(《方剂学》，上海中医学院编）祛风止上痉，主治痉厥、四肢抽搐、顽固性头痛、关节痛。五虎追风散（史传恩家传方《中医杂志》）祛风解痉、止痛，主治破伤风、牙关紧闭、手足抽搐、角弓反张者。撮风散（《证治准绳》）主治惊痫、破伤风、抽搐。《开宝本草》载："疗诸风瘾疹，及中风半身不遂，口眼㖞斜，语涩，手足抽掣。"《本草图经》载"治小儿惊搐"。《本草会编》载："破伤风宜以全蝎、防风为主。"《本草纲目》载："治大人孩疟，耳聋，疝气，诸风疮，女人带下，阴脱。"《本草正》载"开风痰"。《王楸药解》载："穿筋透骨，逐湿除风。"

刘月婵常用全蝎治疗脑膜瘤，对于痰毒凝聚型的脑膜瘤，症见头痛头晕，肢体麻木，身重倦怠，舌强语謇，恶心呕吐，视物模糊，痰多胸闷，舌胖有齿痕，苔白厚腻，脉滑或弦细，用化痰散结、解毒开窍方法治疗。用涤痰汤加味，药用胆南星、清半夏、枳实、竹茹、陈皮、白术、云苓、石菖蒲、全蝎、蜈蚣、山慈菇、徐长卿。对于气血郁结型的脑膜瘤，症见头痛头胀，面色晦暗，视物模糊，口唇青紫，舌质紫黯或有瘀斑，脉细涩或弦，用活血化瘀、散结开窍方法治疗。用通窍活血汤加味，药用桃仁、红花、赤芍、地龙、川芎、白芷、蝉蜕、白蒺藜、全蝎、王不留行、麝香（绢包入药，每包煎3次）。对于肝风内动型的脑膜瘤，症见头痛头晕，耳鸣目眩，烦躁易怒，抽搐瘛颤，舌强失语，昏迷项强，恶心呕吐，舌红少苔，细而数，用滋阴潜阳，息风清热的方法治疗。用杞菊地黄丸加味，药用枸杞子、杭菊、熟地黄、山萸肉、泽泻、牡丹皮、云苓、女贞子、全蝎。

6. 山慈菇

山慈菇可见于历代医家的论述。《本草拾遗》载："主痈肿疮瘘，瘰疬结核等，醋磨敷之，亦除奸瘤。"《滇南本草》载："消阴分之痰，止咳嗽，治喉痹，止咽喉痛。治毒疮，攻痈疽，敷诸疮肿毒，有脓者溃，无脓者消。"《本草纲目》载："主疗肿，攻毒破皮。解诸毒，蛇虫、狂犬伤。"《本草再新》载："治烦热痰火，疮疔痧痘，瘰疬结核。杀诸虫毒。"《国药的药理学》载："为粘滑药。用于呕吐下痢等。"

山慈菇主要可以治疗以下疾病：①治痈疽恶疮，汤、火、蛇、虫、犬、兽所伤，时行瘟疫，山岚瘴气，喉闭喉风，久病劳瘵。②面疱斑痣、牙龈肿痛。③癌肿、瘰疬结核等。

刘月婵应用山慈菇治疗各种恶性肿瘤积累了丰富的经验，用山慈菇、金银花、蒲公英各30 g，连翘、土茯苓各15 g，花粉30 g水煎，日服2次。能使实体肿瘤缩小。刘月婵擅长用山慈菇治疗各种消化道肿瘤，治疗食道癌用山慈菇50 g，全蝎、僵蚕、木鳖子、威灵仙各30 g，蜈蚣4条共研细末，水泛为软坚丸，每服5 g，日2次，亦治胃癌肝癌之坚肿不消者；治疗十二指肠腺癌可以用山慈菇30 g水煎代茶饮；治疗肝癌用山慈菇、七叶一枝花、马鞭草、刘寄奴、三棱、莪术、生牡蛎、皂角刺、鳖甲各15 g，枳壳、木香、柴胡各5 g水煎服，能使肝癌缩小，症状缓解。刘月婵治疗肺癌用山慈菇、鱼腥草、薏苡仁、全瓜蒌、桑白皮、海藻、海浮石各15 g，百部12 g，杏仁、昆布、葶苈子、薤白、半夏、射干各10 g，水煎服。刘月婵治疗乳腺癌用山慈菇、蒲公英、白英、龙葵、紫草根、夏枯草各15 g，全瓜蒌、王不留行各20 g，橘皮、橘叶、浙贝母各15 g水煎服，日1剂。治疗妇科肿瘤如绒毛膜癌，用山慈菇、白及、黄芪、败酱草、阿胶、当归、党参各30 g水煎，能使症状缓解。

刘月婵治疗卵巢恶性肿瘤，一般用人工牛黄、莪术、山慈菇为君药，同时配合辨证施治汤药口服。①湿热郁热型。治以清热解毒，利湿消癥。药用山慈菇30 g，半枝莲30 g，龙葵30 g，白花蛇舌草30 g，白英30 g，川楝子12 g，车前草30 g，土茯苓30 g，瞿麦15 g，败酱草30 g，鳖甲30 g，大腹皮10 g。②气血瘀滞型。治以行气活血，软坚消癥。药用山慈菇30 g，当归15 g，川芎10 g，三棱10 g，莪术15 g，元胡10 g，鸡血藤30 g，龙葵30 g，生牡蛎30 g，土茯苓30 g，干蟾10 g，黄芪30 g。③痰湿凝滞型。治以健脾利湿，化痰软坚。药用党参15 g，黄芪30 g，白术10 g，茯苓15 g，山慈菇30 g，夏枯草15 g，车前子15 g，赤芍10 g，半夏10 g，猪苓15 g，海藻15 g，厚朴10 g。

7. 山海螺

山海螺为桔梗科党参属植物四叶参的干燥根，本品为常用补中益气药，有消肿、解毒、排脓、催乳、抗疲劳等作用，又名四叶参、奶参、羊乳，产于辽宁、吉林、黑龙江、河北、山东、山西、安徽、福建、广西、江苏、浙江、湖北等地。

药性甘、辛、平。归肺、肝、脾、大肠经。具有败毒抗癌、补气养血、消肿排脓的功效。

刘月婵经常用山海螺治疗临床多种恶性肿瘤：①肺癌，对于痰热郁结型的肺癌，用鱼仙汤（鱼腥草、仙鹤草、猫爪草、重楼、海螺各30 g，天冬30 g，葶苈子12 g，生半夏15 g，浙贝母9 g）治疗，取得明显的临床疗效；对于气阴两虚为主的肺癌，用党参、麦冬、沙参、五味子、枸杞子、葶苈子、山海螺、川贝母、夏枯草、旋覆花、白花蛇舌草，亦取得较好的疗效。②肝癌，山海螺、兔耳草各30 g，蛇果草、鱼腥草各24 g，夏枯草12 g，三棱、莪术各9 g，水蛭6 g，白英20 g，水煎2次，早、晚分服，日1剂。继续服用，使症状、体征消失，肿块缩小，食欲改善。③乳腺癌，山海螺30 g，枸橘15 g，蒲公英、络石藤各12 g，土贝母、夜明砂、当归、制香附各9 g，山慈菇6 g，水煎服，日1剂。能使肿核消散，病情好转。④甲状腺癌，山海螺、昆布、皂角刺、穿山甲各9 g，山慈菇、牡丹皮各6 g，白芥子3 g，水煎服，日1剂。能使肿结软缩，呼吸急促、吞咽困难等压迫症状缓解。

第六节 皮肤杂病

一、痤疮

治疗痤疮应辨清疾病本质,抓住主要病机,阳盛则阴病,在清热泻火的同时,还要兼顾滋阴,并祛除痰湿血瘀等病理产物性因素的影响,采用滋阴清热、祛湿活血之法,合理配伍药物。

1. 治痤疮基础方

组方:金银花30 g,鱼腥草30 g,土茯苓30 g,当归15 g,丹参20 g,生地黄12 g,薏苡仁18 g,夏枯草12 g,酒大黄3 g。

金银花甘寒,归肺心胃经,透表清里,清肺胃之火,防止肠胃火热之邪循经上扰。鱼腥草,味辛,性寒凉,归肺经,清热解毒,利尿通淋。金银花合鱼腥草可清肺化热,解疮痈肿毒。当归配丹参,有活血通络功效;配茯苓皮有祛瘀排毒作用。丹参具有抗雄激素样作用,生地黄滋阴清热,对于分泌物黏稠者可加重分量。薏苡仁为清补、渗利之品,重在渗湿、扶正祛邪,同时还有清热排脓的功效,凡具有痰、湿、热证,以湿为主,均可应用;另有文献表明,薏苡仁还具有美容保健的功效。夏枯草散结消肿。大黄为苦寒攻下之要药,酒炙后药性和缓,用于胃肠燥热引起的心烦、口干口臭、小便短赤、大便干结的痤疮患者。全方以清热为主,同时兼顾养阴,祛除湿热邪气,活血散瘀,随症状加减,配合药对相互协调,组方全面,临床应用屡获佳效。

伴有月经不调者可加益母草、香附、当归、郁金、柴胡。对伴有结节囊肿者,通过化痰软坚散结、破血化瘀来消退皮损,可加夏枯草、浙贝母、皂角刺、胆南星、乳香、没药、白芷。伴有大便干者加大黄、瓜蒌、枳实、何首乌、火麻仁、黄连。对于炎性皮损多丘疹、脓疱者,加紫花地丁、蒲公英、野菊花、金银花、连翘。对于面部脂溢较多者,可加薏苡仁、白术、侧柏叶、山楂、枳壳、白花蛇舌草、茵陈。伴有面部皮肤痒者,可加白鲜皮、苦参、地肤子、浮萍、蝉蜕。

2. 金银花合鱼腥草

金银花,味甘,性寒,归肺、心、胃经,可透表清里,清肺胃之火,防止肠胃火热之邪循经上扰。《本草纲目》中记载其可治"一切风湿气,及诸肿毒、痈疽疥癣、杨梅诸恶疮,散热解毒"。现代药理研究表明,金银花具有广谱抗菌作用,可明显降低痤疮患者的皮脂分泌率。鱼腥草,性微寒,归肺经,功效除清肺解毒外,还能消痈排脓,具有较好的抗炎活性。二药相配伍,不仅增强清热解毒的功效,更能消肿排脓,并且对脓疱破溃处起到杀菌抗炎的作用。刘月婵在治疗以脓疱为主要表现的患者时,经常配伍此两种药物,疗效颇佳。

3. 生地黄合玄参

生地黄,归心、肝、肾经。玄参,味苦、咸,性微寒,色黑入肾,壮水制火,启肾水上潮于天,能治液干。生地黄与玄参同归于肾,相配伍可清热养阴、解毒散结。王长洪治疗肝肾阴虚火旺以致口干咽燥、五心烦热、舌红少苔、脉细数等伤阴症状时,常应用生地黄与玄参配伍。现代药理学研究显示,生地黄与玄参能控制非感染性发热,也体现了对阴虚的治疗作用。

4. 决明子合酒大黄

决明子归肝、大肠经,具有润肠通便的作用,主治肠燥便秘。大黄为苦寒攻下之要药,酒炙后药性和缓。二者用于胃肠燥热引起的心烦、口干口臭、小便短赤、大便干结的痤疮患者。肠燥便秘轻者配以决明子,重者配以酒大黄。

5. 白术合薏苡仁

白术,归脾经,为益气健脾之良药,重在健脾、标本兼治。薏苡仁,为清补、渗利之品,重在渗湿、扶正祛邪,同时还有清热排脓的功效,凡具有痰、湿、热证,以湿为主,均可应用。另有文献表明,薏苡仁还具有美容保健的功效。二药配伍用于治疗以脾虚脾失健运引起的便溏、食少、面色萎黄、神疲乏力等,效果显著。

6. 莪术合夏枯草

莪术破血行气力强,夏枯草能散结消肿,莪术与夏枯草配伍,一寒一温,行气活血散瘀,消肿散结止痛。颜面部结节较多、病久色素沉着明显者,可用莪术与夏枯草配伍,有较好的效果。

7. 土茯苓

土茯苓为百合科植物光叶菝葜的干燥根茎。其味甘、淡，性平，归肝、胃经，有解毒、除湿、通利关节之功效，主要用于梅毒及汞中毒所致的肢体拘挛、筋骨疼痛、湿热淋浊、带下、痈肿、瘰疬、疥癣。

《本草纲目》记载："土茯苓……有赤白二种，入药用白者良。按：《东山经》云，鼓镫之山有草焉，名曰荣草，其叶如柳，其本如鸡卵，食之已风，恐即此也……健脾胃，去风湿。脾胃健则营卫从，风湿去则筋骨利。"《本草正义》曰："土茯苓……性利湿去热，故能入络，搜剔湿热之蕴毒。其解水银、轻粉毒者，彼以升提收毒上行，而此以渗利下导为务，故为专治杨梅毒疮深入百络，关节疼痛，甚至腐烂，及毒火上行，咽喉痛溃，一切恶证。"《本草图经》载土茯苓"傅疮毒"。《滇南本草》描述土茯苓："治五淋、赤白浊，兼治杨梅疮毒。"《本草纲目》描述土茯苓："健脾胃，强筋骨，去风湿，利关节，止泄泻，治拘挛骨痛，恶疮痈肿。解汞粉、银朱毒。"《生草药性备要》描述土茯苓："消毒疮、疔疮，炙汁涂敷之，煲酒亦可。"

现代药理研究表明，土茯苓有抗癌，抗心肌缺血、受体阻滞，抗动脉粥样硬化，细胞免疫抑制，利尿，镇痛等作用。刘月婵临床应用土茯苓时用量一般为30 g。

8. 丹参

丹参为唇形科植物丹参的干燥根和根茎。其味苦，性微寒，归心、肝经，具有活血祛瘀、通经止痛、清心除烦、凉血消痈之功效，用于胸痹心痛、脘腹胁痛、症瘕积聚、热痹疼痛、心烦不眠、月经不调、痛经经闭、疮疡肿痛。

《本草纲目》记载丹参"活血，通心包络，治疝痛"。《神农本草经》记载丹参"主心腹邪气，肠鸣幽幽如走水，寒热积聚，破症除瘕，止烦满，益气"。《名医别录》曰丹参"主养血，去心腹痼疾、结气，腰脊强，脚痹，除风邪留热。久服利人"。

现代药理研究表明，丹参有活血祛瘀、心肌保护、抗菌消炎、抗肿瘤作用。刘月婵临床上使用丹参治疗皮肤病常用10～30 g。

9. 薏苡仁

薏苡仁为薏苡的干燥成熟种仁。其味甘、淡，性凉，归脾、胃、肺经，有利水渗湿、健脾止泻、除痹、排脓、解毒散结之功效，用于水肿、脚气、小便不利、脾虚泄泻、湿痹拘挛、肺痈、肠痈、赘疣、癌肿。

《本草纲目》说："薏苡仁……健脾，益胃，补肺清热，去风胜湿。炊饭食，治冷气，煎饮，利小便热淋。"《本草正》记载："薏仁……味甘淡，气微凉，性微降而渗，故能去湿利水。以其去湿，故能利关节，除脚气，治痿弱拘挛湿痹，消水肿疼痛，利小便热淋，亦杀蛔虫。"《本草述》记载："薏苡仁……除湿而不如二术助燥，清热而不如芩、连辈损阴，益气而不如参、术辈犹滋湿热，诚为益中气要药。然其味淡，其力缓，如不合群以济，厚集以投，冀其奏的然之效也，能乎哉？"

现代药理研究表明，薏苡仁有抗肿瘤、免疫调节、降糖降脂、消炎镇痛止血等作用。刘月婵临床使用薏苡仁治疗皮肤病用量一般为 30～50 g。

二、带状疱疹

本病前期主要由于肝脾湿热炽盛，蕴蒸肌肤而成红斑、丘疹、水疱，皮损消退之后多遗留不同程度的疼痛，一般疼痛剧烈且周期较长。所以，将该病分为两个阶段论治，即疱疹期与疼痛期，分期经验用药，加减化裁。

疱疹期临床治疗多采用清肝泻火、健脾除湿之法。经验处方：龙胆草 12 g，黄芩 15 g，栀子 15 g，板蓝根 15 g，延胡索 15 g，连翘 15 g，柴胡 12 g，金银花 15 g，蒲公英 15 g。方中龙胆草能泻肝胆实火、利肝经湿热；黄芩、栀子苦寒泻火、燥湿清热；板蓝根、蒲公英、金银花、连翘均具有清热作用，相协使用增强清热解毒、散瘀止痛、消肿散结之效；柴胡有解热、镇静、镇痛作用，又可引药入肝经；延胡索活血行气止痛。

疼痛期临床治疗多采用活血化瘀、通络止痛之法。经验处方：当归 15 g，川芎 15 g，白芍 12 g，乳香 6 g，没药 6 g，青皮 14 g，红花 12 g，桃仁 12 g，延胡索 20 g。方中当归、川芎、桃仁、红花能养血活血、调经络、祛瘀止痛，通过改善局部微循环减轻炎症反应促进血液流动，使病情得以缓解；白芍、乳香、没药、延胡索联用活血行气止痛；青皮理气健脾、燥湿化痰，使脾健则无源生湿生痰；诸药合用可以清热解毒、行气止痛、活血化瘀，达到通经活络益气养血的目的。

（1）辨证加减。若年老体弱或久病气虚阴虚者，则去苦寒之龙胆草、苦参，加太子参、白术、女贞子、生地黄，益气养阴、扶正祛邪；肝胆湿热者，合三仁汤；舌苔厚腻者，加苍术、藿香、佩兰；舌苔薄白者，加黄芪、太子参；糜烂渗出者，加六一散（包煎）、地榆；腹胀者，加大腹皮、炒枳壳、广木香；纳呆者，加炒谷芽、神曲。

（2）根据发病部位加减。头部，加藁本、川芎；面部，加菊花、凌霄花；眼睑，加谷精草、白芷；鼻部，加辛夷花；口唇，加芡实；耳轮，加龙胆草；胸部，加厚朴；乳房，加橘皮、橘叶；上肢，加姜黄；背部，加羌活；腰部，加杜仲；腹部，加姜厚朴；下肢，加牛膝。

（3）根据疼痛性质加减。理气止痛，加枳壳与枳实、木香、郁金、香附；活血止痛，加延胡索、川楝子、乳香、没药；安神止痛，加代赭石、磁石、珍珠母、牡蛎、酸枣仁、五味子；祛风止痛，加全蝎、川乌或草乌；解毒敛疮止痛，加栀子、金银花、连翘、白花蛇舌草。

1. 龙胆草

龙胆草为龙胆科多年生草本植物条叶龙胆的根和茎。其性寒，味苦，归肝、胆经。有清热燥湿、泻肝定惊之功效，用于治疗湿热黄疸、小便淋痛、阴肿阴痒、湿热带下、肝胆实火之头胀头痛、目赤肿痛、耳聋耳肿、胁痛口苦、热病惊风抽搐。

《本草纲目》曰："疗咽喉痛，风热盗汗……相火寄在肝胆，有泻无补，故龙胆之益肝胆之气，正以其能泻肝胆之邪热也。但大苦大寒，过服恐伤胃中生发之气，反助火邪，亦久服黄连反从火化之义。"《本草经疏》曰："草龙胆味既大苦，性复大寒，纯阴之药也。虽能除实热，胃虚血少之人不可轻试。凡病脾胃两虚，因而作泄者忌之。凡病虚而有热者勿用。亦勿空腹服。饵之令人溺不禁，以其太苦则下泄太甚故也。"《本草正》记载："龙胆草……乃足厥阴、少阳之正药。大能泻火，但引以佐使……则诸火皆治。凡肝肾有余之火，皆其所宜。"《神农本草经》记载龙胆草："主骨间寒热，惊痫邪气，续绝伤，定五脏，杀蛊毒。"《名医别录》记载龙胆草："主除胃中伏热，时气温热，热泄下利，去肠中小虫，益肝胆气，止惊惕。"《药性论》曰龙胆草："主小儿惊痫入心，壮热骨热，痈肿；治时疾热黄，口疮。"

现代药理研究认为，龙胆草有保肝、镇静、降温、抗菌消炎、免疫、助消化、杀疟的作用。刘月婵运用龙胆草治疗带状疱疹常用 10～15 g。

2. 延胡索

延胡索又名元胡、玄胡，为罂粟科紫堇属多年生草本植物延胡索干燥块茎。其性温,味辛、苦,归肝、心、胃经。有活血散瘀、理气止痛之功效。用于胸胁疼痛、脘腹疼痛、胸痹心痛、经闭痛经、产后瘀阻、跌扑肿痛。

《本草汇言》记载:"玄胡索……凡用之行血,酒制则行;用之止血,醋制则止;用之破血,非生用不可;用之调血,非炒用不神。随病制宜,应用无穷者也。"《本草纲目》曰:"延胡索……能行血中气滞,气中血滞,故专治一身上下诸痛,用之中的,妙不可言。"又曰:"活血,利气,止痛,通小便。"《本草经疏》记载:"延胡索……温则能和畅,和畅则气行。辛则能润而走散,走散则血活。血活气行故能主破血,及产后诸病因血所为者。"

现代药理研究认为,延胡索有镇痛、催眠、镇静、安定、抗惊厥、促进垂体分泌促肾上腺皮质激素等作用。刘月婵利用延胡索之镇痛、镇静作用治疗带状疱疹常用剂量为 15～20 g。

3. 栀子

栀子是茜草科植物栀子的果实。其性寒,味苦,归三焦、心、肺经,有清热、泻火、凉血之功效,用于治疗热病虚烦不眠、黄疸、淋病、消渴、目赤、咽痛、吐血、衄血、血痢、尿血、热毒疮疡、扭伤肿痛。

《药性论》曰:"杀虫毒。去热毒风,利五淋,主中恶,通小便,解五种黄病,明目,治时疾,除热及消渴口乾,目赤肿病。"《开宝本草》记载栀子"味苦,大寒,无毒。疗目热赤痛,胸中心大小肠大热,心中烦闷,胃中热气"。《伤寒论》曰:"及古今名医治发黄,皆用栀子,茵陈、香豉、甘草四物作汤饮。又治大病后劳复,皆用栀子鼠矢等汤,并小利而愈。其方极多,不可悉载。"

现代药理研究认为,栀子有护肝、利胆、促进胰腺分泌、抑菌、镇痛等作用。刘月婵利用栀子的抑菌、镇痛作用治疗带状疱疹常用剂量为 15 g。

4. 川芎

川芎为伞形科草本植物川芎的根茎。其性温,味辛,归肝、胆、心包经,有行气开郁、祛风燥湿、活血止痛之功效,用于治风冷头痛眩晕、胁痛腹疼、寒痹筋挛、经闭、难产、产后瘀阻块痛、痈疽疮疡。

《本经》记载"主中风入脑头痛,寒痹筋挛,缓急金疮,妇人血闭无子"。《药性论》记载"治腰脚软弱,半身不遂,主胞衣不出,治腹内冷痛"。《医学启源》记载"补血,治血虚头痛之圣药也"。王好古曰:"搜肝气,补肝血,润肝燥,补风虚。"《本草纲目》曰:"燥湿,止泻痢,行气开郁。芎䓖,血中气药也,肝苦急以辛补之,故血虚者宜之;辛以散之,故气郁者宜之。"

现代药理研究认为,川芎有增强血液流通、镇静、抗痉挛、抑菌等作用。刘月婵运用川芎治疗带状疱疹常规用量为 15～30 g。

三、湿疹

湿疹为风湿热结,总的治疗原则为治湿为先、清利并补、内外兼顾。湿疹的诊治是以辨病为主,结合辨证及辨病指导临床用药。湿疹患者所苦一为皮损,二为皮肤疹痒。就诊要求解决的问题亦即此二者。患者常常无明显的全身症状,若一味按照整体辨证论治则往往无证可辨。而着眼局部,患者的皮损则提供了许多辨证依据,如以丘疹为主则风邪重;以疙疹为主、渗液多则湿邪为重;以皮损肥厚粗糙为主者则以血虚风燥辨证。刘月婵根据上述辨治思想及多年临床经验总结出治疗湿疹基本方:皂角刺 10 g,赤芍 10 g,牡丹皮 10～30 g,野菊花 15 g,白花蛇舌草 30 g,苦参 10 g,薏苡仁 30 g,飞扬草 10 g,炒白术 6 g。方中以赤芍、牡丹皮、野菊花、白花蛇舌草、苦参清热凉血解毒。其中,赤芍与牡丹皮又能活血逐瘀,在大队寒凉药中避免凉遏留瘀之弊;以薏苡仁健脾清热利湿;以皂角刺、飞扬草祛风止痒;炒白术益气健脾护胃,脾胃健壮,湿邪自除。

(1) 辨症状用药。失眠者,加生牡蛎、珍珠母重镇安神。若患者偏虚者,予合欢皮、夜交藤以养血安神;同时合欢皮能活血消肿,夜交藤可祛风通络以止痒。湿疹致病,瘙痒为一重要症状,常夜间加重,甚者导致患者夜卧不安,故既能安神又能治痒的合欢皮及夜交藤实为湿疹失眠时之上品。

下肢静脉曲张伴浮肿者,可加炒车前子与泽泻,渗湿利尿以消肿,加丹参活血以除瘀。静脉曲张与浮肿同时出现时,仅用渗湿利尿之品取效较弱或肿消又起,故联合运用活血之品,三药合用共奏活血利湿以消肿之功。同时,丹参性寒,既能凉血活血又能清热消痛,协助主方以使血热消、皮疹退。颜面或下肢肿者,加泽泻、炒车前子、冬瓜皮以利水消肿,其中冬瓜皮可祛表以祛肤腠诸邪。

下肢肿伴便秘者，予车前草。传统使用车前草多用其清热利尿之功，现代研究发现，车前草具有缓泻作用，可能是通过增加肠容积实现。故而，此处使用车前草药症相对，充分体现了衷中参西之意。也可予大腹皮以行气通便、利水消肿。

纳呆、消化不良及久服凉血解毒药物碍胃食少者，加焦麦芽、鸡内金，以健脾消食和胃。反酸胃灼热明显者加煅瓦楞、海螵蛸以制酸护胃。

伴口疮者，可用莲子心、黄连以清心经之火。

伴肝脏疾患者，如脂肪肝、肝硬化等，加虎杖以清解肝经热毒，并可泻热通便，使湿热毒邪从便而解。

便溏者，以诃子涩肠止泻，葛根升阳止泻，同时酌情减少清热凉血类药物用量。

畏寒者，加淫羊藿补肾壮阳，桂枝温通经脉、助阳化气，黄芪补气升阳。

头痛者，可予细辛以祛风止痛，白芷与川芎祛风散寒、活血通络止痛，或以延胡索活血行气止痛。

伴口干者，可选乌梅生津止渴；若舌红少苔，则可予生地黄、玄参、芦根、白茅根等以养阴生津止渴。

潮热者，予地骨皮、生地黄以养真阴、清虚热，皮疹遇热加重者，可予知母、黄柏清热解毒。

（2）辨皮损用药。皮疹初起质硬者，可选连翘、皂角刺以祛风散结。皮疹红肿者，加板蓝根、紫花地丁以凉血解毒消肿。疹色暗红者，或湿疹后期疹色暗褐者，可选加凌霄花、徐长卿、丹参、紫草、虎杖凉血祛瘀通经。皮疹红肿有脓者，以皂角刺、紫草凉血消肿排脓。皮疹粗糙肥厚者，可以全蝎、地龙、乌梢蛇祛风通络。皮疹在常规用药基础上仍未见明显好转者，可酌情选青黛、紫花地丁、蒲公英、紫草等以加强清热凉血解毒之力；并入地龙、乌梢蛇等动物类药以加强活血搜风、祛瘀生新之力。

中药里相同性味的药物各自专长于不同部位的疾病。湿疹发生部位广泛，根据发病部位不同在基础方中加入引经药物可引诸药直达病所。皮损发于上部者，加白芷；皮疹发于下肢者，可加牛膝、木瓜；疹发于身体两侧者，可加龙胆草。

1. 皂角刺

皂角刺为豆科植物皂荚的干燥棘刺。其味辛，性温，归肝、胃经，有消肿托毒、排脓、杀虫之功效，常用于痈疽初起或脓成不溃，外治疥癣麻风。

《医学入门》记载："皂角刺凡痈疽未破者能开窍，已破者能引药达疮所，乃诸恶疮癣及疠风要药也。"《本草纲目》记载："皂荚刺治风杀虫，功与荚同，但其锐利直达病所为异耳。"《本草汇言》载："皂荚刺：拔毒祛风……凡痈疽未成者，能引之以消散；将破者，能引之以出头；已溃者能引之以行脓。于痈毒药中为第一要剂。又泄血中风热风毒，故疠风药中，亦推此药为开导前锋也。"

现代药理研究认为，皂角刺具有抑菌、抗病毒、提高免疫力、抗氧化等作用。刘月婵运用皂角刺治疗湿疹，取其消肿、排脓、杀虫之功效，常用量为 10～15 g。

2. 白花蛇舌草

白花蛇舌草为茜草科植物白花蛇舌草的全草。其味苦、甘，性寒，归胃、大肠、小肠经，有清热解毒、利湿通淋之功效，常用于痈肿疮毒、咽喉肿痛、毒蛇咬伤、热淋涩痛。

白花蛇舌草在中药古籍中未见论述，始载于《广西中药志》。《泉州本草》认为，白花蛇舌草可清热散瘀、消痈解毒，治痈疽疮疡、痹疡，又能清肺火、泻肺热，治肺热喘促、嗽逆胸闷。《福建中草药》记载单用白花蛇舌草煎服治痢疾尿道炎，又鲜用治毒蛇咬伤。《闽南民间草药》记载用白花蛇舌草鲜品打汁治疗小儿惊热、不能入睡，又外敷治疮肿热痛。

现代药理研究认为，白花蛇舌草具有抗菌消炎、抗氧化以及增强免疫的作用。综合中西药理，刘月婵运用白花蛇舌草治疗湿疹，常用剂量为 30 g。

3. 赤芍

赤芍为毛茛科植物赤芍或川赤芍的干燥根。其味苦，性微寒，归肝经，有清热凉血、散瘀止痛之功效，常用于治疗温毒发斑、血热吐衄、目赤肿痛、痈肿疮疡、肝郁胁痛、经闭痛经、癥瘕腹痛、跌打损伤。

《神农本草经》记载"主邪气腹痛，除血痹，破坚积寒热，疝瘕，止痛，利小便，益气。"《名医别录》云："主通顺血脉，缓中，散恶血，逐贼血，去水气，利膀胱、大小肠，消痈肿，时行寒热，中恶，腹痛，腰痛。"《本草经疏》载："木芍药，色赤。赤者，主破散，主通利……荣气不和则逆于肉里，结为痈肿，行血凉血则痈肿自消。"《药品化义》载：

"以其性禀寒，能解热烦，祛内停之湿，利水通便。"《博济方》载："伍牡丹皮、白芷、甘草、柴胡治妇人气血不和，心烦胸闷，不思饮食，四肢少力，头目昏眩，身体疼痛，伍槟榔治五淋。"《太平圣惠方》载："伍香附子治妇人血崩不止，赤白带下伍黄柏治赤痢多腹痛不可忍。"《事林广记》记载赤芍："单服治衄血不止。"《圣济总录》载："伍黄柏、地榆治血痢腹痛。"

现代药理研究表明，赤芍具有抗炎及抗氧化作用。刘月婵运用赤芍治疗湿疹取其既能化毒热之瘀又能祛内停之湿之功效，常用剂量为 10 g。

4. 飞扬草

飞扬草为大戟科植物飞扬草的干燥全草。其味辛、酸，性凉，有小毒，归肺、膀胱、大肠经，有清热解毒、利湿止痒、通乳之功效，用于肺痈、乳痈、疔疮肿毒、牙疳、痢疾、泄泻、热淋、血尿、湿疹、脚癣、皮肤瘙痒、产后少乳。

《岭南采药录》记载："其能治小儿烂头疡，疮满耳面，脓水淋漓，以之捣敷，煎水洗，能解肿毒，解胡满藤毒。"《生草药性备要》载："治浮游虚火，敷牙肉肿痛。"《广西民间常用中草药手册》载："解毒消肿，治疮疡。"

现代药理研究表明，飞扬草具有抗炎、抗菌作用和解热、细胞毒作用。刘月婵运用飞扬草治疗湿疹取其抗炎抗菌之功能，常用剂量为 10 g。

四、荨麻疹

荨麻疹的病因病机为禀性不耐、卫外不固、毒邪六淫所犯，或因多食鱼虾海味、辛辣刺激之物，或因药物导致营卫不和所致。治宜益气扶正、调和营卫、除风止痒。

1. 治荨麻疹经验方

方药为当归 20 g，徐长卿 30 g，白术 10 g，白芍 30 g，黄芪 20 g，防风 10 g，牡丹皮 10 g，蒺藜 20 g，马齿苋 10 g。方中以白芍、牡丹皮、当归活血和营，白芍与牡丹皮又能活血祛瘀；再以防风、白术、黄芪益气固卫，防风与白术合用又有健脾利湿；以防风、蒺藜、马齿苋、徐长卿祛风止痒。

2. 麻黄合牡蛎

麻黄合牡蛎用治风寒型慢性荨麻疹、寒冷性荨麻疹。麻黄辛温，具有疏散风寒、宣肺之效，又可疏风止痒、散邪透疹。牡蛎咸寒，质地重坠，具有重镇安神、平肝潜阳、收敛固涩、制酸止痛之功用。二药伍用共奏散风解表、敛阴止痒之效，牡蛎之敛又可防麻黄宣透太过。现代药理研究显示，麻黄具有抗过敏作用；牡蛎为高钙物质，而钙有抗过敏、止痒的作用。故二药同用具有协同效应。可采用麻黄 3～6 g 配牡蛎 30 g。

3. 紫苏合防风

紫苏合防风用治肠胃型急性荨麻疹。紫苏辛温偏燥，具有疏风、发表散寒、行气宽中、解鱼蟹毒之功效，且能改善胃肠道功能。防风味辛，性微温、甘，不燥偏润，本品浮而升，为祛风圣药，具有祛风解表止痒之功效。二药相配增强发散功效，可用于食鱼蟹后引发过敏症者（此可视为中鱼蟹毒的一种表现，用紫苏可解鱼蟹之毒）。临床上我们常采用紫苏 15 g、防风 15 g 配伍治疗对海鲜、鱼腥过敏之肠胃型急性荨麻疹。

4. 鱼腥草合白鲜皮

鱼腥草合白鲜皮治湿热型之急性荨麻疹。鱼腥草具有清热解毒、祛湿利尿之功效。白鲜皮具有清热解毒、除湿、止痒之作用。鱼腥草归肺经，使湿热从小便而出；白鲜皮归脾胃经，可清除胃肠道之湿热，二药相配，上下作用，共奏祛风除湿止痒之功。现代药理研究表明，鱼腥草之挥发油具有显著的抗过敏作用，临床上我们常选用鱼腥草 20～30 g、白鲜皮 15 g 配合治疗湿热内蕴型之荨麻疹。

5. 徐长卿合牡丹皮

徐长卿合牡丹皮治血热（血瘀）型急慢性荨麻疹。徐长卿具有祛风止痒、活血之功效。牡丹皮具有清热凉血、活血散瘀之功效。二药合用可增强活血祛风止痒的功效。现代药理研究表明，徐长卿和牡丹皮对变态反应均有显著抑制作用，还可调节细胞免疫功能。故临床上我们常选取徐长卿 15 g、牡丹皮 10～15 g 配伍治疗血瘀、血热之荨麻疹。

6. 乌梅合五味子

乌梅合五味子治阴虚火旺之顽固性荨麻疹。乌梅生津止渴、涩肠止泻，具有清上温下、敛阴的作用，并具有驱蛔作用。五味子性味酸收，苦能清热，咸能滋阴，性温，但温而不燥，具有敛肺滋阴、生津敛汗，宁心安神之功效。乌梅归肝、脾、大肠经，走下焦；五味子入心经。二药合用，上下作用，加强敛阴之效，临床上我们常用乌梅 15～20 g、五味子 10 g 配伍治疗阴虚火旺、瘙痒剧烈之顽固性荨麻疹及蛔虫性荨麻疹。

以上各药对的使用须在结合辨证论治的基础上根据临床症状灵活使用，方可取得良效。

7. 蒺藜

蒺藜又名刺蒺藜、白蒺藜，为蒺藜科植物蒺藜的果实。其味辛、苦，性微温，有小毒，归肝经，有平肝疏肝、祛风明目之功效，常用于肝阳上亢、头晕目眩、胸胁胀痛、乳闭胀痛、风热上攻、目赤翳障，风疹瘙痒、白癜风。

《名医别录》载："主治身体风痒，头痛，咳逆，伤肺，肺痿，止烦，下气，小儿头疮，痈肿，阴㿉，可作摩粉。"《本草求真》载："然总宣散肝经风邪。凡因风盛而见目赤肿翳。并通身白癜疹痒难当者。服此治无不效。"《罗氏会约医镜》载："泻肺气而散肝风，除目赤翳膜……疗肺痈、乳岩、湿疮。"《本草再新》载："镇肝风，泻肝火，益气化痰，散湿破血，消痈疽，散疮毒。"

《方龙潭家秘》记载，刺蒺藜配伍胡麻仁、葳蕤（玉竹）、金银花治身体风痒、燥涩顽痹；配伍葳蕤治疗翳障不明；单服治疗胸痹、膈中胀闷不通或作痛，又治乳胀不行，乳岩作块肿痛；配伍小茴香、乳香、没药治奔豚疝瘕。《太平圣惠方》言用刺蒺藜日日外洗治通身浮肿。《儒门事亲》载蒺藜伍当归行经。《本草纲目》以刺蒺藜末旦擦治牙齿出血不止、动摇。

蒺藜因其祛风止痒的作用被临床广泛用于瘙痒性皮肤病的治疗。刘月婵使用蒺藜用量一般为 30 g。

8. 牡丹皮

牡丹皮为毛茛科植物牡丹的干燥根皮。其味苦、甘，性微寒，归心、肝、肾经，有清热凉血、活血祛瘀之功效，常用于治疗温毒发斑、血热吐衄、温病伤阴、阴虚发热、夜热早凉、无汗骨蒸、血滞经闭、痛经、跌打损伤、痈肿疮毒。

《神农本草经》云："主寒热，中风，瘛疭，痉，惊痫，邪气，除症坚、淤血留舍肠胃，安五脏，疗痈创。"《本草经疏》载："牡丹皮，其味苦而微辛，其气寒而无毒，辛以散结聚，苦寒除血热入血分，凉血解毒之要药也。"《备急千金要方》云："伍蛇虫、酒服治腕折瘀血。"《圣惠总录》云："伍桂皮、木通、芍药、鳖甲、土瓜根、桃仁治妇人骨蒸、经脉不通、渐增瘦弱。"

现代药理研究表明，牡丹皮中的成分丹皮酚不仅有抗菌作用，且能抑制变态反应。刘月婵临床使用牡丹皮治疗湿疹常用剂量为 10～30 g。

9. 马齿苋

马齿苋为马齿苋科一年生肉质草本植物马齿苋的干燥地上部分。其性酸、寒，归肝、大肠经，有清热解毒、凉血止血、止痢之功效，常用于热毒血痢、热毒疮疡、崩漏、便血。

《本草纲目》曰："散血消肿，利肠滑胎，解毒通淋，治产后虚汗。"《滇南本草》云："益气，清暑热，宽中下气。滑肠，消积滞，杀虫，疗疮红肿疼痛。"《新修本草》云："主诸肿、疣目，捣揩之饮汁、主反胃、诸淋，金疮，血流，破血，症癖，小儿尤良。"《神农本草经疏》云"辛寒通利，故寒热去，大、小便利也"。《太平圣惠方》记载马齿苋与粳米煮粥治血痢，又服汁治热淋。《备急千金要方》云："捣汁煎以外敷治痈久不愈。"《滇南本草》则以马齿苋捣敷治多年恶疮。

现代药理研究表明，湿疹的发病与氧自由基的代谢有一定的关系，而马齿苋对自由基有清除作用。可见，马齿苋是治疗湿疹良药，刘月婵用以治湿疹用量一般为 15 g。

第三章 临证医案

第一节 肺病(咳嗽)

案一

刘某某,女,64岁。2012年8月12日初诊。

现病史:因"咳嗽1周"就诊。患者1周前因日晒后出现发热,畏寒,体温38.2℃,头痛,伴有鼻塞流涕。自服感冒药3日后发热症状消退。现患者咳嗽,咳吐黄稠痰,咽痛,咽痒,口干,稍有鼻塞,纳呆,小便黄,大便烂。2012年8月12日在广州某医院门诊被诊断为"急性上呼吸道感染"。

既往史:既往有糖尿病病史。

体格检查:咽红,双侧扁桃体无肿大,双肺呼吸音清,未闻及明显干湿性啰音,心率67次/分,律齐,各瓣膜听诊区未闻及杂音。舌淡红,苔黄腻,脉滑。

中医诊断:外感咳嗽,证属痰湿蕴肺。治以清热化湿、宣肺止咳。

方用:

杏仁15 g	薏苡仁30 g	白蔻仁3 g(后下)	黄芩15 g
芦根15 g	重楼15 g	鱼腥草15 g	射干10 g
桔梗10 g	僵蚕10 g	蝉蜕6 g	浙贝母15 g
炙麻黄10 g			

共三剂,水煎服,每日1剂,每剂分两次温服。嘱患者忌生冷、油腻、辛辣之品。

2012年8月15日复诊:患者咳嗽明显好转,痰少,易咳出,已无咽痛,稍有咽痒、鼻塞,纳可,二便调。舌红,苔薄黄,脉滑。原方减射干,加苍耳子10 g,三剂,水煎服。

(按)外感咳嗽的治疗多以解表宣肺为主,但患者就诊时表邪不重,以湿热咳嗽为主，故投三仁汤加减。杏仁性味苦温，功用止咳平喘；薏苡仁甘淡微寒，利水渗湿，健脾除痹，清热排脓。肺为娇脏，喜润而恶燥，杏仁与薏苡仁相伍，性平质润，可降肺、润肺、利肺。广州地处东南，人多湿热，虽感邪多样，但旋即入里，多化为湿热之候，所以辨证要注意因地制宜，随证选方加减，酌用宣肺止咳之品，常可奏良效。

案二

梁某某，女，56 岁。2012 年 12 月 2 日初诊。

现病史：因"胸满、咳嗽、喘促 1 月"就诊。患者平素体健，1 个月前外感风寒后发热，咳嗽咳痰，当地医院诊断为"肺炎"，用抗菌药物治疗后好转，要求出院。后仍有胸闷、咳嗽、喘促，时有夜间不可平卧，但患者经济困难，不能入院治疗，要求服中药治疗。刻下见面色苍白、身形消瘦、端坐呼吸、咳喘频频、心悸汗出、语言低微、纳少、大便数日未解、小便少。

体格检查：2012 年 12 月 2 日在广州某医院门诊体格检查示"双肺呼吸音粗"，可闻及明显干、湿性啰音，心率 97 次/分，律齐，各瓣膜听诊区未闻及杂音。下肢浮肿，按之凹陷。舌淡红，苔白腻，脉数无力。

西医诊断：慢性心力衰竭。

中医诊断：悬饮，证属脾阳不运。治以温阳健脾、利水平喘。

方用：

茯苓 30 g	猪苓 15 g	泽泻 15 g	白术 10 g
桂枝 15 g	葶苈子 10 g	杏仁 10 g	车前子 15 g
大腹皮 15 g	茯苓皮 15 g		

共二剂，水煎服，日一剂，每剂分两次温服。嘱患者避风寒。

2012 年 12 月 4 日复诊：患者服药二剂后，咳嗽好转，小便大增，精神好转，食欲增加，呼吸渐次平稳，双下肢水肿好转。

守原方，予五剂巩固疗效。

2012 年 12 月 9 日复诊：继以原方服用，服五至六剂后，胸满咳喘诸证消失，精神食欲更有好转，夜间入睡如常，不咳、不喘。继投以补脾利湿之剂，缓补而收功。

处方以参苓白术散加减，七剂。

（按）患者病证属脾阳不运、水湿内停、虚中挟实之证。肺脾肾气化不利，则三焦水气不行，壅闭不得宣散，蓄而成饮。而饮之为患，上犯胸肺则为悬饮，故而咳喘。用五苓散加减，健脾利湿，通阳化气，化气行水。又因本病虚实互见，属于虚中挟实证，水湿大量停留为实，脾失健运为其虚。故治疗时，既要祛邪，还需扶正。若只一味追求利水，必致正气愈伤；如单纯滋补，则又因饮邪不去而困脾，脾运不恢复则水邪不得排出体外。故采用了温补脾阳、利水渗湿之法，扶正祛邪而获愈。

案三

陈某某，男，59 岁。2016 年 6 月 8 日初诊。

现病史：因"反复咳嗽 1 年余"就诊。患者反复咳嗽 1 年余，多因风吹、饮食不当等诱发，反复服用多种抗感染药及止咳药治疗，无明显效果。曾做 X 射线摄片检查，肺部无异常发现。现诉干咳无痰，咽痒明显，气急，夜间喉中时有痰鸣声。

既往史：既往有高血压病史 10 年，服用氨氯地平，血压控制良好。

体格检查：2016 年 6 月 8 日广州某医院体格检查示双肺呼吸音粗，未闻及明显干、湿性啰音，心率 78 次/分，律齐，各瓣膜听诊区未闻及杂音。苔薄，脉细数。

西医诊断：慢性咳嗽。

中医诊断：咳嗽，证属风咳、肺阴不足。治以利咽祛风、润肺止咳。

方用：

桑叶 10 g	苦杏仁 10 g	桔梗 10 g	防风 10 g
黄芩 15 g	鱼腥草 30 g	瓜蒌皮 15 g	蝉蜕 5 g
牛蒡子 15 g	麦冬 15 g	蛤壳 30 g	薄荷 5 g
甘草 5 g			

共二剂，水煎服，日一剂，每剂分两次温服。嘱患者忌生冷、油腻、辛辣之品。

2016 年 6 月 11 日复诊：咳嗽有好转，仍有咽干咽痒，日轻夜重。原方加味佐以滋阴。

方用：

桑叶 10 g	苦杏仁 10 g	桔梗 10 g	防风 10 g
黄芩 15 g	鱼腥草 30 g	瓜蒌皮 15 g	蝉蜕 5 g
牛蒡子 15 g	麦冬 15 g	蛤壳 30 g	薄荷 5 g
甘草 5 g	沙参 15 g	白前 15 g	前胡 15 g

共四剂，水煎服，日一剂，每剂分两次温服。嘱患者忌生冷、油腻、辛辣之品。

2016年6月15日复诊：咳嗽明显好转，自诉十愈其八，偶有咳，晚上有痰鸣气喘声。舌质嫩，脉细数。以上方加紫苏子共七剂。

（按）此例患者咳嗽经年，病程迁延，久治不效，证情反复。此种咳嗽病变部位既不在气管，亦不在肺，而在于咽，起病之因不在寒热而在于风，咽痒是风邪致病的特点。《诸病源候论》"十咳"中的"风咳"与此类似。本病例予薄荷、牛蒡子、防风、桑叶、蝉蜕等药祛风止痒，桔梗清咽，苦杏仁、蛤壳肃肺止咳平喘。二诊病情即明显好转，即十愈其八。但又出现夜中有痰鸣气喘声，遂以原方随证加紫苏子降气化痰以巩固疗效。药后随访，迁延多时之咳嗽，2周而愈。

案四

王某某，男，52岁。2018年6月10日初诊。

现病史：因"咳嗽2周余"就诊。患者咳嗽2周余，加重3天，伴有神疲头晕，咳嗽声音重浊、痰多、色白，纳少，胃脘胀满，时有恶心，大便每日2～3次、黏腻不爽。辰下困倦、乏力、纳少。

体格检查：2018年6月10日于广州某医院体格检查示"双肺呼吸音粗"，可闻及少量湿性啰音，舌体胖大，舌质淡红，苔白腻，脉滑。胸片提示"肺纹理增粗"。

西医诊断：支气管炎。

中医诊断：咳嗽，证属痰湿中阻。治以健脾化痰止咳。

方用：

陈皮 10 g	法半夏 15 g	茯苓 15 g	白术 10 g
紫菀 15 g	款冬花 15 g	苍术 10 g	紫苏子 15 g
白芥子 15 g	莱菔子 15 g	甘草 10 g	

共四剂，水煎服，日一剂，每剂分两次温服。嘱患者忌生冷、油腻之品。

2018年6月15日复诊：患者头晕、恶心消失，咳嗽明显缓解，痰量减少，仍有纳少，大便日成形，时有肠鸣。舌质淡红，苔白，脉滑。考虑仍有脾胃虚弱，予以加强健脾治疗。

方用：

党参 15 g	山药 15 g	莱菔子 15 g	陈皮 10 g
法半夏 15 g	茯苓 15 g	白术 10 g	苍术 10 g
紫菀 15 g	款冬花 15 g	甘草 10 g	

共三剂，水煎服，日一剂，每剂分两次温服。

2018年6月19日复诊：三剂后，诸症全消，予以香砂六君汤善后。

方用：

木香 15 g（后下）	砂仁 10 g（后下）	党参 15 g	茯苓 15 g
白术 10 g	山药 30 g	陈皮 10 g	法半夏 15 g
莱菔子 15 g	苍术 10 g	甘草 10 g	

共四剂，水煎服，日一剂，每剂分两次温服。

（按）五脏之中脾肺密切相关，肺居上焦，主一身之气。脾居中焦而主运化，为气血化生之源，故有"肺为主气之枢，脾为生气之源"之说。脾健可上助肺气，则肺气充足，宣发肃降功能。若脾虚则水湿运化不利，湿聚为痰，脾为生痰之源，肺为贮痰之器，母病及子，痰阻于肺，导致肺失宣降发为咳喘。此患者脾虚痰湿重，湿浊上扰清窍，而出现头晕，内阻中焦气机升降不利则恶心、胸脘满闷不适；治疗不以止咳为主，而以健脾为法，配伍紫菀、款冬花止咳化痰为辅；症状好转后仍以健脾为主，佐以止咳化痰，标本兼治，以求巩固。

案五

韩某，女性，45岁。2018年7月15日初诊。

现病史：因"咳嗽反复发作2年"就诊。患者2年来反复咳嗽发作，咳嗽阵发，刺激性呛咳，言语多、进食、闻油烟味时易发作，无痰，咽痒，曾查肺功能激发试验阳性，考虑为哮喘，应用舒利迭后症状减轻，但病情控制欠佳。刻下见干咳、无痰、无胸闷憋气、无反酸、音哑、纳食可。

体格检查：2018年7月15日于广州某医院门诊体格检查示"双肺呼吸音粗"，未闻及明显干湿性啰音，舌质淡红，齿痕，苔薄黄，脉弦。

西医诊断：咳嗽变异性哮喘。

中医诊断：风咳，证属风邪犯肺。治以宣肺止咳、疏风利咽。

方用：

杏仁 10 g	紫苏子 10 g	枇杷叶 10 g	紫菀 15 g
射干 10 g	炙麻黄 6 g	僵蚕 10 g	蝉蜕 5 g
牛蒡子 10 g	诃子 10 g	木蝴蝶 12 g	甘草 5 g

共四剂，水煎服，日一剂，每剂分两次温服。

2018 年 7 月 15 日复诊：咽痒明显减轻，咳嗽程度减轻，呛咳次数减轻，声音嘶哑好转，舌质红，苔黄，脉弦。仍以原方疏风宣肺、止咳利咽为主。共三剂。

2018 年 7 月 19 日复诊：服中药后咳嗽减轻，症状十去其七，纳可，二便调，食欲欠佳。舌质淡红，边有齿痕苔白腻，脉沉细。继以疏风宣肺、止咳利咽，佐以健脾。

方用：

杏仁 10 g	紫苏子 10 g	枇杷叶 10 g	紫菀 15 g
射干 10 g	僵蚕 10 g	蝉蜕 5 g	牛蒡子 10 g
山药 30 g	党参 15 g	陈皮 10 g	木蝴蝶 12 g
甘草 5 g			

共七剂，水煎服，日一剂，每剂分两次温服。

（按）咳嗽变异型哮喘属中医的"风咳"。本例患者治以疏风宣肺、缓急止咳为主。来诊时症状较重，当以缓急止咳为主。故用诃子收敛止咳，僵蚕、蝉蜕祛风止痉，射干、炙麻黄宣肺平喘。症状好转后，渐减止咳药而渐加健脾之品，以补土生金，扶正正气，以求长效。

案六

谭某某，男，72 岁。2019 年 2 月 20 日初诊。

现病史：因"慢性咳喘 15 余年，加重 1 月"就诊。患者既往慢性咳喘 15 余年，加重 1 月。刻下见咳嗽、气喘憋、动则加重，甚至不能平卧、咳黄白痰、痰多而黏、喉中有痰鸣声、口干、纳差、睡眠差、大便秘结。

既往史：既往有高血压病、冠心病 10 余年。

体格检查：2019 年 2 月 20 日于广州某医院门诊体格检查示"双肺呼吸音粗"，可闻及明显湿性啰音，舌红，苔黄腻欠润，脉滑数。

西医诊断：慢性阻塞性肺疾病。

中医诊断：咳嗽，证属痰热壅肺。治以清热化痰、止咳平喘。

方用：

紫苏子 10 g	莱菔子 15 g	白芥子 10 g	瓜蒌子 30 g
葶苈子 15 g	橘红 10 g	杏仁 10 g	茯苓 15 g
炙麻黄 10 g	款冬花 15 g	桑白皮 15 g	地龙 10 g
甘草 5 g			

共七剂，水煎服，日一剂，每剂分两次温服。

2019 年 2 月 28 日复诊：服上方七剂后，症状稍有好转减，痰喘仍较重。舌红，苔黄腻，脉滑数。治以清热化痰、止咳平喘为法。

上方加紫菀 15 g、桔梗 10 g、甘草 5 g。共七剂，水煎服。

2019 年 3 月 8 日复诊：现诸症明显缓减，仍有咳嗽，气短胸闷，乏力，活动后加重。舌淡红，苔白腻，脉细数。

方用：

紫苏子 10 g	莱菔子 15 g	白芥子 10 g	瓜蒌子 30 g
葶苈子 15 g	橘红 10 g	杏仁 10 g	茯苓 15 g
款冬花 15 g	桑白皮 15 g	地龙 10 g	山药 30 g
党参 15 g	陈皮 15 g	甘草 5 g	

共七剂，水煎服，日一剂，每剂分两次温服。

（按）此为高龄患者，素体湿热，脏腑不足，有多种慢性基础病多年，内有宿痰，痰浊热化，阻滞肺气，宣降失司，气机壅塞，遂作咳、痰、喘。故治以化痰平喘、滋补气阴为法，方选三子养亲汤和定喘汤加减，并加大宽胸下气通便之力，通大肠以降肺气。后症状大减，痰热已退，气阴不足之本渐显，因老年患者脏腑不足，肺气本虚，不可宣散过度，损伤正气，故去麻黄减轻发散之力，继以化痰平喘，滋补气阴收功，在原清热宣肺、降气平喘基础上，并加入党参、山药，以益气健脾，扶助正气，以预防再次发作。

案七

张某某，男，48 岁。2019 年 7 月 10 日初诊。

现病史：因"反复咳嗽咳痰、痰中带血 7 年余"就诊。患者于 7 年前无明显诱因出现咳大量脓痰，痰中带血，确诊为支气管扩张继发感染，反复西药治疗，诊疗期间症状有所缓解，但迁延不愈，反复发作，近日于劳累后出现咳大量脓痰，偶有咯血，烦热，易疲倦，失眠多梦。

体格检查：2019 年 7 月 10 日体格检查示面色㿠白，双肺呼吸音粗，双肺可闻及明显湿性啰音，舌淡苔白，脉细弱。

西医诊断：支气管扩张并感染。

中医诊断：咳嗽、咳血，证属痰热壅肺、气血两虚。治以清热化痰、祛瘀止血、益气养阴。

方用：

苇茎 30 g	薏苡仁 15 g	桃仁 15 g	冬瓜子 15 g
芦根 10 g	鱼腥草 30 g	麦冬 15 g	黄芩 15 g
桑白皮 15 g	桔梗 15 g	款冬花 10 g	紫菀 10 g
浙贝母 15 g	三七粉 3 g	黄芪 30 g	仙鹤草 30 g
甘草 5 g			

共七剂，水煎服，日一剂，每剂分两次温服。

2019 年 7 月 18 日复诊：服上方药七剂后，患者痰量明显减少，未见有咳血，烦热症状明显好转，仍有疲倦乏力，失眠多梦，面色㿠白。治以清肺泄热、滋阴益气。

方用：

苇茎 30 g	薏苡仁 15 g	桃仁 15 g	冬瓜子 15 g
芦根 10 g	鱼腥草 30 g	麦冬 15 g	黄芩 15 g
桑白皮 15 g	桔梗 15 g	款冬花 10 g	紫菀 10 g
浙贝母 15 g	生地黄 25 g	黄芪 30 g	仙鹤草 30 g
甘草 5 g			

共七剂，水煎服，日一剂，每剂分两次温服。

2019 年 7 月 26 日复诊：服上药七剂后，热症减轻，咳痰量少，痰中无血，睡眠明显改善，仍有气短，苔薄黄，脉细数无力。

方用：

苇茎 30 g	薏苡仁 15 g	桃仁 15 g	冬瓜子 15 g
芦根 10 g	鱼腥草 30 g	麦冬 15 g	黄芩 15 g
桔梗 15 g	白术 10 g	陈皮 15 g	半夏 15 g
浙贝母 15 g	生地黄 25 g	黄芪 30 g	仙鹤草 30 g
甘草 5 g			

共七剂，水煎服，日一剂，每剂分两次温服。

（按）患者初诊时处于疾病的发作期，咳嗽、咳痰、痰中带血，烦热、乏力，为本虚标实之证，应清热化痰、益气养血，但是此时患者有咳嗽、咳脓痰，偶有咯血症状，病情较重，故应先治其标，后治其本。先清热解毒，使其咳痰、咯血等症状减轻，方选千金苇茎汤加减，以清热化痰止血为主，佐以益气和血。二诊患者诸症状均有不同程度的好转，但疲倦乏力等症状无明显好转。三诊患者痰量减少、变稀，本虚症状明显，遂守方加补中益气之品，意在扶正祛邪，滋阴润肺，同时又重视清热化痰以治标实，通过补益中气以杜绝生痰之源。

案八

张某某，男，55 岁。2019 年 10 月 13 日初诊。

现病史：因"咳嗽发热 1 周"就诊。患者 7 日前开始发热，微恶风寒，体重，身痛无汗，咳嗽黄痰，胸胁疼痛不适；次日体温 38.6 ℃，自服退热药后热退，但旋即复起，出现反复低热，咳嗽增剧，咯黄白浊痰，纳呆。自服清热解毒中成药，恶风好转，余症无明显好转。刻下见身热不扬、体重困痛、进食时微汗、咳声重浊、口气大、纳少、胸满痞闷。

体格检查：2019 年 10 月 13 日于广州某医院体格检查示双肺呼吸音粗，未闻及湿性啰音，苔黄厚腻，脉大滑数。

西医诊断：急性上呼吸道感染。

中医诊断：咳嗽，证属湿热内蕴。治以清热渗湿、止咳化痰。

方用：

杏仁 10 g	白蔻仁 5 g（后下）	薏苡仁 30 g	厚朴 15 g
法半夏 10 g	通草 5 g	滑石 15 g	竹叶 10 g
橘红 10 g	百部 10 g	紫菀 10 g	陈皮 10 g
甘草 5 g			

共三剂，水煎服，日一剂，每剂分两次温服。

2019 年 10 月 17 日复诊：药后咳嗽减轻，黄痰转白，仍黏稠难咳，午后低热，身体困重，口苦，胸闷，纳呆，舌苔黄厚黏腻，脉滑。

方用：

法半夏 10 g	黄芩 15 g	黄连 5 g	杏仁 10 g
藿香 10 g	陈皮 10 g	茯苓 15 g	厚朴 10 g
青蒿 10 g	地龙 5	芦根 15 g	甘草 5 g

共四剂，水煎服，日一剂，每剂分两次温服。

2019 年 10 月 22 日复诊：患者症状皆减，仍舌苔黄薄腻。

方用：

法半夏 10 g	黄芩 15 g	苍术 5 g	白豆蔻 5 g（后下）
藿香 10 g	陈皮 10 g	茯苓 15 g	厚朴 10 g
茵陈 10 g	滑石 15 g	芦根 15 g	甘草 5 g

共三剂，水煎服，日一剂，每剂分两次温服。

（按）本病为温病引起咳嗽，湿热互结，温为阳邪，湿为阴邪，湿热互郁，每使病势缠绵难解。治疗湿温之病，表湿多用藿香正气散，湿重于热多用三仁汤、藿朴夏苓汤，热重于湿多用黄芩滑石汤、王氏连朴饮，湿热并重多用甘露消毒丹。本案初诊时以化湿清热，苦辛开泄为法。二诊之时，药已中的，然湿热缠绵难解，故以苦辛开泄清热为法。用药后诸症好转，仍以清热化湿巩固。

案九

罗某，女，70 岁。2019 年 11 月 12 日初诊。

现病史：因"反复咳喘 8 年，加重 1 月"就诊。患者 8 年来间断咳嗽、气喘伴咯吐大量白色黏痰。近 1 月来上述症状加重，每于晨间咳痰尤甚，胸闷气短，喉间痰鸣，脘痞纳呆，大便溏。

体格检查：2019 年 11 月 12 日于广州某医院体格检查示面色萎黄，神疲困倦，双肺呼吸音粗，双肺闻及湿性啰音，舌质暗、苔白腻，脉弦。

西医诊断：慢性阻塞性肺病。

中医诊断：咳嗽，证属肺脾肾虚、痰浊阻肺。治以补肺益肾、止咳化痰、健脾益气。

方用：

白芥子 10 g	紫苏子 10 g	莱菔子 15 g	陈皮 15 g
法半夏 15 g	党参 15 g	白术 15 g	茯苓 15 g
五味子 15 g	地龙 5 g	僵蚕 10 g	甘草 5 g

共七剂，水煎服，日一剂，每剂分两次温服。

2019 年 11 月 21 日复诊：自诉疲倦乏力好转，咳嗽减轻，进食增多，便溏好转，眠可。仍有痰黄，气喘。舌暗红，苔白腻，脉弦。

方用：

白芥子 10 g	紫苏子 10 g	莱菔子 15 g	陈皮 15 g
法半夏 15 g	党参 15 g	白术 15 g	茯苓 15 g

| 五味子 15 g | 地龙 5 g | 僵蚕 10 g | 鱼腥草 30 g |
| 桑白皮 30 g | 甘草 5 g | | |

共七剂，水煎服，日一剂，每剂分两次温服。

2019 年 12 月 1 日复诊：自诉咳嗽、咯痰明显好转，气喘继减，食纳可，二便调。舌淡，苔白厚，脉滑。

方用：

白芥子 10 g	紫苏子 10 g	莱菔子 15 g	陈皮 15 g
法半夏 15 g	党参 15 g	白术 15 g	茯苓 15 g
地龙 5 g	僵蚕 10 g	鱼腥草 30 g	薏苡仁 15 g
五味子 15 g	藿香 10 g	甘草 5 g	

共七剂，水煎服，日一剂，每剂分两次温服。

2019 年 12 月 8 日复诊：咯少量黄痰，余症消失。舌淡红，苔白略厚，脉弦。

方用：

黄芪 30 g	白术 10 g	防风 10 g	白芥子 10 g
紫苏子 10 g	莱菔子 10 g	杏仁 10 g	桑白皮 30 g
鱼腥草 30 g	藿香 10 g	佩兰 10 g	五味子 15 g
甘草 5 g			

共七剂，水煎服，日一剂，每剂分两次温服。

2019 年 12 月 8 日随访：患者继服七剂后，随访诉诸症消失。

（按）患者病重日久，肺虚不能主气，气不化津，痰饮蕴肺，故气短喘促，咯痰黏稠发为本病。又脾失健运，以至于酿湿生痰，壅遏肺气，肺气不利，故见咳嗽多痰、面色萎黄、神疲困倦、脘痞纳呆、大便时溏。该患者年老，肾气衰弱，加之久病伤肾，气失摄纳而上逆犯肺，故咳嗽气喘咳痰。所以，咳嗽虽不离肺，但痰之化无不在脾，痰之本无不在肾。用三子养亲汤加减，温肺化痰，降气消食。白芥子可温肺化痰、利气散结；紫苏子降气行痰、止咳平喘；莱菔子消食导滞、行气祛痰。合用益气健脾、行气化痰、固涩补肾之品，共奏健脾消食、清热化湿、益肺补肾、止咳化痰之效。病愈之后以玉屏风合三子养亲汤加味，诸药更增益气固表、化痰利湿、宣肺平喘之功。

案十

蔡某某，男，45岁。2019年12月10日初诊。

现病史：因"反复咳嗽3年余"就诊，患者近3年来咳嗽少痰，日渐加重，睡卧尤显，伴胃脘部嘈杂不适，胃灼热，纳食一般，二便正常。曾查胸片示"两肺纹理增多"。

既往史：既往有慢性浅表性胃炎、反流性食管炎史5年。

体格检查：面色萎黄，双肺呼吸音粗，双肺未闻及啰音，舌色淡红、苔薄白稍腻，脉弦细。

西医诊断：慢性咳嗽。

中医诊断：咳嗽，证属胃气上逆、肺失宣肃。治以和胃降逆、宣降肺气。

方用：

柴胡 10 g	枳实 5 g	白芍 15 g
紫苏子 12 g	枇杷叶 15 g	旋覆花 10 g（包煎）
代赭石 15 g	海螵蛸 15 g（先煎）	瓦楞子 15 g
蚕沙 10 g	蝉蜕 5 g	黄连 3 g
甘草 6 g		

共七剂，水煎服，日一剂，每剂分两次温服。嘱患者不宜刺激性饮食。

2019年12月18日复诊：诸症状稍好转，咳嗽消失。1个月后随访无复发。

（按）《素问·咳论篇》曰："五脏六腑皆令人咳，非独肺也。"此种咳嗽，无表证，先有胃肠疾患，后生咳嗽，求其内因，其本在胃。是因胃酸或其他胃内容物反流进入食管，刺激气管黏膜而引发炎症和痉挛，导致以咳嗽为主的临床表现。其典型症状表现为胸骨后烧灼感、反酸、嗳气、胸闷等症状。故治疗上当以肺为标、胃为本，止咳为标、降逆为本。胃气降则肺气亦降，肺气降而咳嗽自止。治疗时应当以和胃降逆为法，辅以宣降肺气、止咳化痰之品。方选四逆散，加海螵蛸、瓦楞子、蚕沙和胃止酸，旋覆花、代赭石重镇降逆，黄连清胃热，枇杷叶化痰止咳，蝉蜕、紫苏子宣降肺气，甘草调和诸药，共奏和胃降逆、化痰止咳之功。

第二节 心 脑 病

一、胸痹心痛

案一

王某某,男,78岁。2018年12月10日初诊。

现病史:因"反复胸闷痛十余年,再发1周"就诊。患者有冠心病、糖尿病病史10多年,平时喜食肥甘之品,吸烟50余年。去年曾因突发心绞痛在外院行冠状动脉造影,并于左前降支放入支架一枚,术后一直服用西药治疗,间有胸闷发作。近一周时间患者自诉胸闷发作较前频繁,西医对症治疗不见明显改善,遂寻求中医治疗。刻下见体型偏胖,面色暗淡,胸闷痛隐隐发作,每日发作1~2次,气短乏力,心悸,纳眠欠佳,口淡不渴,舌质黯,苔白厚腻,脉沉细。

体格检查:血压130/85 mmHg,心率78次/分,律不整。

中医诊断:胸痹,证属胸阳不振、痰浊痹阻。治以通阳宣痹、益气活血通络。

方用:

瓜蒌皮 30 g	薤白 10 g	法半夏 15 g	炒枳壳 15 g
姜厚朴 15 g	党参 30 g	丹参 20 g	红景天 1 袋
香附 15 g	郁金 10 g	砂仁 6 g	炙甘草 10 g

共十四剂,水煎服,日一剂,每剂分两次温服。

2018年12月25日复诊:精神面色较前好转,胸闷痛发作次数明显减少,近1周仅发作1次,天气变化时偶有气短,纳眠一般,舌质暗红,苔白稍腻,脉沉细。血压正常。考虑患者痰浊痹阻心脉之症,较前明显改善,但仍心阳温煦不足,心脉鼓动不畅。在上方基础上,加桂枝15 g温阳、紫苏梗15 g宽胸理气,予十四剂煎服。

2019年1月10日复诊:患者精神可,诉基本无胸痛发作,胸闷气短少有发作,胃口较前改善,二便正常。舌质淡,苔白,脉沉细。考虑患者冠心病病史已久,胸闷发作难免发作,嘱患者调畅情志,注意防护保暖。

予四君子汤基础上加丹参、田七长期服用调养。

（按）胸痹心痛，常痰浊、瘀血、寒凝、气血不足等多种病理过程相互作用，临床应把握好病机。此患者久病，痰浊瘀血互结，心阳不振，血脉痹阻。所以，在治疗上应予以温阳化痰、行气活血通络，选用瓜蒌薤白半夏汤加减，以丹参、红景天活血通络安神，香附、郁金、砂仁理气活血止痛，党参、炙甘草益气健脾。脾为气血生化之源，注意固护脾胃。临床上活血化瘀的同时一定要予以理气，气行则血行。"病痰饮者当以温药和之。"祛除痰浊应采用温化的方法，瓜蒌皮、薤白、法半夏均为辛温化痰之品，又加桂枝温阳通络。对于胸痹心痛患者，应注意后期调养，可予益气养心之品长期服用，防止病情反复。治病只有抓住病机，对证治疗，方能起沉疴。

案二

黄某某，女，56岁。2019年3月10日初诊。

现病史：因"反复胸闷气短1年余，加重1月"就诊。患者从1年前开始出现胸闷、气短，情绪激动时容易发作。曾多次在我院及外院就诊，行心电图检查提示"窦性心律不齐"，冠脉造影检查未见明显异常。诉发作时服用复方丹参滴丸可以缓解。近1个月因家中琐事，时常心烦气躁，胸闷气短较前发作频繁。遂来就诊。刻下见精神疲惫、胸闷如塞、气短、情绪易于激动、纳差、失眠、大便偏干、小便可、舌质暗红、舌苔薄黄、脉弦滑。

中医诊断：胸痹心痛，证属气滞瘀阻心脉。治以疏肝理气、活血通络。

方用：

柴胡 15 g	郁金 15 g	香附 10 g	生地黄 15 g
白芍 15 g	陈皮 10 g	砂仁 6 g	枳实 10 g
丹参 10 g	红景天 1 袋	合欢皮 20 g	

共七剂，水煎服，日一剂，每剂分两次温服。

2019年3月17日复诊：患者自诉胸闷减轻，偶有气短，大便可，夜间睡眠有所好转，但精神一般，时觉乏力，舌质淡黯，苔白，脉细滑。考虑肝气郁结，易横逆犯脾。脾气亏虚，则倦怠乏力。

前方基础上加党参20 g、白术15 g、夜交藤30 g，以健脾益气、养心安神。七剂，日一剂，水煎服。

2019年3月26日复诊：患者精神可，胸闷气短明显缓解，纳眠好转。守方继服七剂，巩固疗效，不适随诊。

（按）该患者平素情绪波动，肝气不舒，郁结于心，心脉瘀阻不畅，故而胸闷如塞、气短。治疗上当以疏肝理气、活血化滞为主。因"气为血之帅，血为气之母""气行则血行"，故选用柴胡疏肝散加减，疏肝理气散结，并适当加以活血通络之品。丹参与红景天为常用活血通络药对。"知肝犯脾，当先实脾。"在疏肝理气同时不忘顾护脾胃，以"扶土抑木"。所以，佐以党参、白术，益气健脾。对于胸痹心痛病，如若西医检查未见实质性损害者，常以疏通理气为法，兼以活血通络；若西医检查血管病变显著者，甚至行支架手术后仍反复发作者，当活血通络化瘀为法，兼以行气通络，加强活血破血之力。两者略有不同，当审察病机，辨别处之。

二、心悸

案三

谭某，女，41岁，2019年2月12初诊。

现病史：因"反复心悸半年"就诊。患者半年前情绪波动或劳累时出现心慌不适，偶有胸闷，自己服用复方丹参滴丸偶有缓解，但反复发作。曾做心电图检查提示"窦性心律，偶发房早"。就诊时自诉几天心悸发作频繁，夜间眠差，倦怠乏力，纳呆，舌淡红，舌苔白，脉细。

中医诊断：心悸，证属心脾两虚。治以益气健脾、宁心安神。

方用：

党参 20 g	白术 10 g	茯苓 30 g	甘草 5 g
山药 30 g	白芍 15 g	郁金 15 g	酸枣仁 10 g
柏子仁 10 g	黄精 10 g	龙骨 30 g	牡蛎 30 g
黄芪 20 g			

共七剂，水煎服，日一剂，每剂分两次温服。

2019年2月19日复诊：服药七剂后，心悸发作次数减少，夜间睡眠好转，偶有便秘。守上方，去山药，加砂仁，七剂。

2019年2月26日复诊：继以上方服用，七剂后，患者近期未再发作心悸。投以陈夏六君子为基础，佐以黄精、黄芪、龙骨、牡蛎益气安神。

再服七剂，后电话随访，患者基本正常。

（按）心悸的发生多由于心气不足，外邪攻之而引起。治疗上应首先予以补益心气，结合临床，予以重镇安神或宁心安神，此外还应结合病因，辨证治疗。考虑该患者以本虚为主，方以四君子汤为基础，健脾养心，佐以疏肝、养心安神之剂，如郁金、白芍、柏子仁、黄精、山药等，既能补益心脾，又疏肝解郁，防止肝郁乘脾，更伤脾土，起到既病防变之效。

案四

宁某，女，51岁，2018年9月20日初诊。

现病史：因"反复心悸半年，加重1周"就诊。患者半年前开始每于情志不畅出现心悸，并伴有胸闷、头晕等，休息后可以逐渐缓解，曾到广州某医院门诊就诊，行心电图检查未见明显异常。上述症状仍反复发作，遂自行服用速效救心丸、复方丹参滴丸等药物，有所缓解。1周前患者与人争吵后再次出现心悸、胸闷、气短，不能自行缓解，遂到我院就诊，行动态心电图提示窦性心律，偶发室早、房早、短阵室上性心动过速，予口服倍他乐克12.5 mg bid治疗。患者情绪不稳，时而烦躁易怒，遂寻求中医治疗。刻下见情绪激动、心悸、胸闷、时有头晕、口苦、口中黏腻、纳差、腹胀、大便干结、舌质红、舌苔黄腻、脉弦滑。

中医诊断：心悸，证属痰热扰心。治以化痰清热、宁心安神。

方用：

黄连 5 g	陈皮 10 g	法半夏 30 g	茯苓 30 g
甘草 5 g	炒枳实 15 g	竹茹 10 g	莱菔子 15 g
虎杖 20 g	郁金 10 g	赤芍 10 g	远志 10 g
龙骨 30 g（先煎）	牡蛎 30 g（先煎）		

共七剂，水煎服，日一剂，每剂分两次温服。

2018年9月27日复诊：患者诉心悸发作减少，胸闷气短减轻，大便通畅，夜间睡眠改善，仍有口苦，情绪易于激动，舌质红，苔白稍厚腻，脉弦滑。

考虑患者肝气不舒，气机不畅，在前方基础上去黄连、莱菔子、虎杖、赤芍，予加用柴胡、香附、白芍，疏肝理气。再服七剂，水煎服。

2018年10月9日复诊：患者自诉情绪稳定，心悸偶有发作，均能自行缓解，无口苦之证。舌质红，苔白，脉细滑。

予逍遥散加减，酌情加以安神定志之品调服。

（按）患者为中年女性，月事将尽，脏腑气血不调，气机紊乱，加之情志不遂，肝失疏泄，容易气郁生痰，痰浊内扰于心，则发作心悸。痰郁化火，上扰清窍则头晕、口苦，痰阻气机则胸闷、纳差、腹胀、大便干结。本病病机以实证为主，以痰热、气郁为实，考虑痰热扰心之证，拟方黄连温胆汤原方加减，加莱菔子、虎杖行气除胀，郁金、赤芍行气活血化瘀，远志、龙骨、牡蛎安神定志。全方共奏清热化痰，宁心安神之功。当病情稳定时予以调畅气机为主，以疏肝理气，健脾化痰为法。

三、心力衰竭

案五

陶某，男，67岁，2018年3月23日初诊。

现病史：因"反复气促十余年，再发伴双下肢浮肿3天"就诊。患者有冠心病、心力衰竭病史10余年，胸闷气促间断发作。3天前因天气变化受凉，开始出现咳嗽喘气，活动后更甚，伴有心慌胸闷气促、干咳少痰，双下肢水肿，无胸痛、恶寒发热、头晕头痛、黑蒙等不适，夜间可平卧休息，纳可，夜寐尚安，二便调。刻下见精神倦怠、手足冷、气促、舌暗红、苔白滑、脉滑数。

既往史：既往有高血压病、慢性支气管炎、心房颤动、2型糖尿病病史。

体格检查：呼吸20次/分，心率110次/min，心律不齐，心音强弱不等，血压120/70 mmHg，双下肺可闻及少许细湿性啰音，双侧下肢凹陷性水肿，足背动脉搏动尚可。

中医诊断：心衰病，证属阳气亏虚、血瘀水停。治以温阳化饮、活血利水。

方用：

党参20 g	附子20 g（先煎）	干姜10 g	茯苓12 g
桂枝10 g	白术12 g	泽泻15 g	猪苓15 g
丹参10 g	檀香10 g	砂仁10 g	甘草6 g

共七剂，水煎服，日一剂，每剂分两次温服。

2018年3月30日复诊：患者水肿已基本消失，喘促大减，手足温，纳眠可，二便通畅，舌质暗红，苔白滑，脉沉细。

考虑上方有效，仍以温阳利水为主，减附子为10 g先煎，加桃仁，毛冬青加强活血之力。予七剂水煎服。

2018年4月9日复诊：患者精神明显好转，双下肢浮肿消失，无明显气促。

嘱继续守方巩固疗效，病情基本稳定。

（按）心衰病机多为本虚标实，虚实夹杂，以虚为主。结合本病，考虑为心阳亏虚，失于温煦，下焦水邪上泛于心，心脉运行不畅，造成血瘀水停，发为心衰之病。在治法上，本着"祛邪不伤正"的原则，治标以《内经》"开鬼门，洁净府，去菀陈莝"之法祛除水饮，治本以扶助心阳，温阳益气之法。方选真武汤和五苓散加减，附子、干姜大辛大热温煦心阳，党参、茯苓、白术、桂枝益气健脾利水，猪苓、泽泻利水不伤阴，丹参、檀香、砂仁行气活血化瘀。全方标本同治，扶正又祛邪，共奏温阳益气、活血利水之功。考虑病位在心，心主血脉，"血不利则为水"，待病情稳定，仍以温阳活血利水为主，与毛冬青、桃仁等药加强活血化瘀之功。心衰为大多数心脏疾患终末之症，因此治疗上稳定期以扶正为主，兼以祛邪，急性期则祛邪为主，兼以扶正。临证还应灵活辨证，对症下药。

案六

吴某，女，68岁，2018年11月20日初诊。

现病史：因"反复活动后气促30余年，再发伴双下肢浮肿1周"就诊。患者30多年前因气促、胸闷曾于外院就诊，诊断为"风湿性心脏病，二尖瓣、三尖瓣关闭不全"。平时一直服用倍他乐克、华法林等药控制病情，气促间断发作。1周前患者因天气变化受凉，出现气促加重，伴有胸闷，夜间不能平卧，双下肢浮肿，自服利尿药后仍不能缓解，遂来我院门诊就诊。刻下见精神不振、乏力、倦怠、气促、动则加重、心悸、口干、纳差、大便少、尿少、舌质暗红、苔少、脉细促。

中医诊断：心衰病，证属气阴亏虚、血瘀水停。治以益气养阴、活血利水。

方用：

| 太子参 30 g | 麦冬 15 g | 五味子 10 g | 葶苈子 20 g |

莱菔子 20 g　　　黄芪 20 g　　　丹参 20 g　　　红景天 1 袋
生地黄 15 g　　　赤芍 15 g　　　龙骨 30 g（先煎）
牡蛎 30 g（先煎）　炙甘草 5 g

共七剂，水煎服，日一剂，每剂分两次温服。

2018 年 11 月 27 日复诊：患者气促、心悸较前减轻，仍口干，纳差，小便较前增多，大便通，双下肢浮肿减轻，舌质暗红，舌苔少，脉细略数。

考虑上方利水消肿，可致津液亏虚则口干、纳差。在原方基础上加以石斛 10 g、麦芽 30 g。七剂水煎服。

2018 年 12 月 4 日复诊：患者双下肢浮肿明显缓解，偶有活动后气促、口干、纳差改善、舌质暗红、舌苔白、脉细滑。予前方去葶苈子、莱菔子。嘱患者继续服用七剂。

随访患者病情稳定。

（按）心衰的临床表现多见气促、胸闷、心悸、不能平卧、肢体浮肿等症，其基本病机多为本虚标实，心气亏虚，心阴、心阳不足为本，血瘀、水饮、痰浊为标，虚实夹杂。结合本病以气阴亏虚为本，血瘀、水饮为标。治疗上予以生脉饮加减益气养阴，葶苈子、莱菔子行气利水，丹参、红景天、生地黄、赤芍活血化瘀，龙骨、牡蛎重镇安神。全方以益气养阴、活血利水为法，使正气得补，水饮、瘀血自消，切中病机，机体可复。

四、眩晕

案七

梁某，女，68 岁，2018 年 9 月 2 日初诊。

现病史：因"反复头晕 1 周"就诊。患者有多年高血压病史，平时规律服用降压药物厄贝沙坦片，150 mg，每日 1 次。1 周前由于过于劳累出现头晕，四肢发麻，站立不稳等症状，卧床休息后有所改善，但反复发作，遂前来我院就诊。刻下见精神恍惚、头晕、步态不稳、口干、四肢发麻、腰膝酸软、乏力、纳可、眠差、大便偏干、舌质红、苔薄白、脉细弦。

体格检查：血压 170/95 mmHg。

中医诊断：眩晕病，证属肝肾阴虚、阳亢风动。治以平肝潜阳、息风通络。

方用：

天麻 15 g	钩藤 30 g	石决明 30 g（先煎）	杜仲 15 g
怀牛膝 15 g	桑寄生 30 g	玄参 20 g	生地黄 20 g
牡蛎 30 g（先煎）	夜交藤 30 g	甘草 6 g	

共十四剂，水煎服，日一剂，每剂分两次温服。嘱在家中安静状态下每日测血压 2～3 次。

2018 年 9 月 16 日复诊：症状好转，无精神恍惚，头晕明显减轻，行走无不稳之感，偶有手指发麻，腰背酸软，大便正常。舌质红，苔薄白，脉细弦。测血压 160/80 mmHg。考虑肝阳上亢之势，逐渐平复，仍有肝肾阴虚之症，继续滋养肝肾，佐以平肝。以上方加枸杞子 15 g、巴戟天 15 g、菟丝子 15 g。七 7 剂，日一剂，水煎服。

2018 年 9 月 21 日复诊：患者诉已无头晕，腰膝较前有力，手指发麻减轻，舌偏红，苔薄白，脉细弦。血压稳定在 140～150/80～85 mmHg。仍以滋补肝肾论治，佐以活血通络。

方用：

天麻 15 g	钩藤 30 g	石决明 30 g（先煎）	杜仲 15 g
怀牛膝 15 g	桑寄生 30 g	玄参 20 g	生地黄 20 g
夜交藤 30 g	地龙 10 g	川芎 6 g	甘草 6 g

共十四剂，水煎服，日一剂，每剂分两次温服。

（按）患者年事已高，有高血压病史，近 1 周出现头晕、站立不稳、肢体麻木等症状。中医辨证为肝肾阴虚、阳亢风动，治疗宜平肝潜阳息风为主。方以天麻钩藤饮加减。其中天麻与钩藤是肝经定风的要药，有平肝清肝、息风止痉之功。并以石决明、牡蛎重镇潜阳、平肝息风。"无风不作眩"，凡属肝风内动，肝阳上亢引起的眩晕，肢体麻木，首先要平肝熄风。肝肾阴虚，阴虚阳亢，化风内动，其根本在本虚，肝肾阴虚，无以制阳。所以应配合杜仲、怀牛膝、桑寄生滋养肝肾之阴，地龙通经络、降血压。此例辨证准确，调治缓急得当，治疗用药条理清晰，效果良好。

案八

韩某，女，50 岁，2018 年 12 月 20 日初诊。

现病史：因"反复头晕3月余，再发2天"就诊，患者3月前开始出现头晕，头重如裹，肢体困倦，曾在家附近门诊测血压160/100 mmHg，给予厄贝沙坦片口服控制血压，头晕症状有所改善。2天前患者过于劳累，头晕再次发作，服用降压药后仍未见明显缓解，遂来我院门诊就诊。刻下见精神疲倦，面色萎黄，头晕头胀，头重脚轻，耳鸣，纳呆，口黏腻，大便溏薄，双下肢乏力，无明显肢体麻木。舌质淡暗，苔白厚腻，脉细滑。

体格检查：血压示180/100 mmHg。行头颅CT检查未见明显异常。

中医诊断：眩晕，证属气虚痰浊。治以益气化痰、活血通络。

方用：

黄芪30 g	白术15 g	天麻15 g	陈皮10 g
法半夏15 g	茯苓30 g	怀牛膝15 g	葛根15 g
薏苡仁30 g	川芎10 g	甘草6 g	

共七剂，水煎服，日一剂，每剂分两次温服。

2018年12月20日复诊：血压150/90 mmHg，头晕减轻，无头胀，胃纳好转，大便烂，双下肢乏力减轻，舌质暗，苔白稍腻，脉细滑。

于在前方基础上白扁豆30 g、山药30 g、佩兰10 g、砂仁10 g，加强化湿行气和中之力。七剂，水煎服。

2018年12月28日复诊：血压140/80 mmHg，患者无明显头晕，胃纳可，双下肢乏力缓解，舌质红，舌苔白，脉细滑。嘱患者守方继续服用十剂，控制病情。

（按）患者素来脾气虚弱，运化水湿无权，痰浊内阻，清阳不升，则发眩晕，耳鸣。脾主四肢，脾虚则肢体失于濡养，四肢倦怠乏力，湿性重浊则肢体困重，头重脚轻。脾失运化，则纳呆，大便溏薄。本病为本虚标实之证，治疗上应标本同治，益气健脾、化痰通络。故予黄芪补气升提，陈皮、法半夏、白术、茯苓健脾燥湿，天麻、川芎、葛根、怀牛膝以活血通络、息风止眩。治疗眩晕为症状的高血压患者，不是一味运用平肝潜阳、化痰、活血通络等法就可以降压，应谨守病机，辨证施治，如气虚者予补气升提，使气机调畅，亦可降压。

五、中风

案九

李某，男，62岁，2019年4月15日初诊。

现病史：因"突发左侧肢体乏力2天"就诊，患者既往有高血压病史10余年，平时口服降压药物，血压控制稳定在150/80 mmHg左右。2天前在市场买菜时与人争吵后即觉头晕，回家中测血压180/100 mmHg，并出现左侧肢体乏力，左手持物不能，步态不稳。其家人予口服安宫牛黄丸后头晕减轻，但仍有肢体乏力，症状逐渐加重。遂至我院门诊就诊。来诊时见：情绪容易激动，面色潮红，口角歪斜，言语稍迟钝，左侧肢体乏力，纳眠差，口干口苦，大便干结。舌质红，舌苔白，脉弦滑。

体格检查：血压160/100 mmHg。查头颅CT示"右侧基底节区脑梗死"。建议入院系统治疗，患者拒绝。

中医诊断：中风-中经络，证属阴虚阳亢、肝风内动。治以滋阴息风、活血通络。

方用：

麦冬15 g	生地黄20 g	天麻15 g	钩藤30 g
龟板30 g（先煎）	牡蛎30 g（先煎）	玄参20 g	白芍12 g
怀牛膝30 g	石决明30 g	全蝎6 g	虎杖20 g
甘草6 g			

共七剂，水煎服，日一剂，每剂分两次温服。同时配合针灸治疗，连续七日。

2019年4月22日复诊：患者口角无明显歪斜，肢体乏力明显减轻，但仍活动不利，言语较前流利，大便通畅。血压150/90 mmHg。

在前方基础上，去虎杖、玄参、白芍，加地龙、水蛭加强活血通络之力。七剂，水煎服。同时配合针灸治疗，连续七日。

2019年4月30日复诊：患者言语比较清晰，左侧肢体乏力明显改善，左手持物好转，行走无歪斜，舌质红，苔白，脉细滑。血压140/80 mmHg。考虑患者目前血压控制稳定，病情趋于平稳。

中药在前方基础上，酌加太子参15 g、黄芪30 g，以养阴益气行血。十四剂，水煎服。后患者病情稳定，嘱坚持针灸康复等锻炼。

（按）《内经》有云："诸风掉眩，皆属于肝。"患者年逾花甲，情绪容易激动，肝阳亢盛，肝肾阴虚，水不涵木，容易化风内动，上扰清窍，发为中风之病，言语不利，口角歪斜。气血逆乱，肢体失于濡养，脉络空虚，则出现一侧肢体活动不利。阴虚津亏，大便干结。故予镇肝熄风汤加减，方中麦冬、生地黄、白芍、玄参滋阴，龟板、牡蛎镇肝潜阳，天麻、钩藤平肝息风、全蝎、怀牛膝活血通络，虎杖活血通便。诸药合用，共奏镇肝息风、滋阴潜阳之功。到病情后期则以活血通络为主，兼以益气扶正。该病治疗周期较长，坚持药物治疗的同时还应配合针灸、推拿等治疗方法，促进康复。

案十

胡某某，男，56 岁，2019 年 10 月 20 日初诊。

现病史：因"右下肢乏力 2 月余"就诊，患者曾有高血压病史多年。2 个月前突发神志不清，一侧肢体偏瘫，在我院住院治疗，查头颅 CT 提示"脑出血"。经脱水降颅压，营养脑神经等治疗后神志转清，但遗留右下肢乏力，步态困难。刻下见倦怠乏力、少气懒言、右下肢活动不利、沉重感、行走不稳、纳眠尚可、大便偏少、舌质淡暗、苔白、脉沉细。

体格检查：血压 150/70 mmHg。

中医诊断：中风恢复期，证属气虚血瘀。治以益气活血、通络。

方用：

黄芪 60 g	赤芍 15 g	川芎 10 g	当归尾 10 g
地龙 10 g	红花 5 g	全蝎 6 g	怀牛膝 30 g
桑寄生 30 g	千斤拔 30 g	巴戟天 15 g	甘草 6 g

共七剂，水煎服，日一剂，每剂分两次温服。同时配合针灸治疗，连续 7 日。

2019 年 10 月 27 日复诊：自觉右下肢活动有力，沉重感减轻，大便正常。舌淡黯，苔白，脉沉细。

在前方基础上，予以土鳖虫、鸡血藤加强活血通络之力。十四剂，水煎服。同时配合针灸治疗。

2019 年 11 月 12 日复诊：右下肢乏力明显好转，已无沉重感。嘱患者继续服用上方 1 个月。坚持配合针灸治疗。

随访患者右下肢稍乏力，且行走基本平稳。嘱间断服用此方，巩固病情。

（按）患者中风后正气亏虚，气血瘀滞，脉络不通，筋脉肌肉失养则肢体乏力，步态不稳。故该病选用补阳还五汤加减，方中重用黄芪，扶助正气，令气旺血行、瘀去络通，为君药。当归尾长于活血，且有化瘀而不伤血之妙，是为臣药。川芎、赤芍、红花助当归尾活血祛瘀，地龙、全蝎通经活络，为佐药。考虑患者病情已久，久病入肾，肝肾亏虚，筋脉失养，予加怀牛膝、桑寄生、千斤拔、巴戟天等补肝肾、强筋骨，全方共奏补气活血通络之功。

第三节 脾胃病

一、痞满

案一

薛某，男，56岁，2020年6月1日初诊。

现病史：因"胃脘部胀闷3月余"就诊。患者近3月无明显诱因出现胃脘作胀，餐后尤甚，伴有胃灼热感，时打嗝。于当地医院就诊查电子胃镜示"充血渗出性胃炎"，门诊予雷贝拉唑、快力片等治疗3个月余，患者症状未改善。遂至广州某医院中医门诊就诊。刻下见体型偏瘦、面色萎黄、肋弓显露、剑突下胀闷不适、伴胃灼热感、时打嗝、晚餐后症状加重、纳少、无泛酸、寐安、大便略干硬、小便调、舌红多裂纹苔薄少、脉弦滑。

中医诊断：胃痞，证属胃阴不足、兼郁热。治以益胃养阴清热。
方用：

黄连 6 g	吴茱萸 1 g	海螵蛸 30 g	白芍 15 g
甘草 6 g	南沙参 15 g	焦山楂 18 g	藤梨根 30 g
佛手 15 g	浙贝母 12 g	郁金 10 g	桂枝 6 g

共七剂，水煎服，日服2次。

2020年6月7日复诊：服上方七剂后自觉脘胀消失，剑突下无不适，纳食增多，无胃灼热，偶有打嗝，大便畅，舌红多裂纹，症状较前改善，余同前。

上方加太子参10 g，续服七剂，嘱七剂后再无不适可暂停中药。

（按）胃痞在消化系统病证中较为常见，以胃脘部痞塞，满闷不舒为主要表现，常伴泛酸、打嗝、嗳气、胃灼热、纳差等症状。临床发现，随着年龄增长，胃痞发病率显著增高。有的患者表现为餐后饱胀感，特别是晚餐后胃脘部痞满不适，影响进食和睡眠；有的患者呈持续性胃痞，可致情感障碍，如抑郁或焦虑等；有的患者痞满呈阶段性发作，常与情绪和工作压力有关。本例胀闷不适感，但观腹部无膨满，正如《丹溪心法·痞》

云:"胀满内胀而外亦有形,痞则内觉痞闷,而外无胀急之形。"结合舌红多裂纹,中医辨证当属胃阴不足为主,兼郁热。故予沙参、白芍养胃阴;佛手、郁金理气和胃,却无燥烈之弊;黄连、藤梨根清胃中郁热;乌贝散抑酸和胃;吴茱萸性温反佐苦寒药性;桂枝通阳,温运脾胃之气。

案二

周某,女,职员,32岁,2019年12月12日初诊。

现病史:因"胸腹痞胀满闷不适6个月,加重10天"就诊。患者胸腹痞胀,满闷不适持续半年,时轻时重,10天前加重,伴口苦咽干,不欲饮食,体重下降。刻下见面色稍黄、形体较瘦、睡眠较差、查舌边尖红、苔薄黄、脉弦。既往情志不舒,喜嗳气,善太息。追问10天前有无特殊事情发生,诉因与人争吵上症复发加重,且目前被工作关系、家庭关系困扰。

中医诊断:郁证性痞满,证属肝胃不和。治以疏肝行气、和胃消痞。

方用:

柴胡 20 g	半夏 12 g	太子参 12 g	甘草 6 g
黄芩 20 g	生姜 12 g	酸枣仁 20 g	乌梅 12 g
麸炒枳壳 20 g			

2019年12月26日复诊:自诉前证皆明显好转,偶有多梦易醒,舌红苔黄,脉弦数,呈现出热象的趋势,守原方加酸枣仁10 g、黄连9 g、炒川楝子10 g、木香12 g。七剂后,诸证基本已无。患者再诊,要求以原方继服1周,以巩固疗效。

电话随访诉痊愈,情志舒畅,体重增加。

(按)痞满病机为中焦气机阻滞,脾胃升降失职,而出现脘腹满闷不舒为主症的病证。但该患者为青中年女性,既往情志不畅,且在与人争吵后痞满复发加重,诊断为郁证痞满。故责之于少阳肝胆枢机不畅、抑郁不升而终致脾胃中焦气机阻滞,升降失职发为痞满。故以小柴胡汤为基础方以和解少阳使肝胆之气疏泄调畅,则六腑之气通达无阻;加乌梅,其性平和,味酸、涩,且能生津,以促其胃口;加麸炒枳壳,其味苦、辛、酸,归脾、胃经,以理气宽胸、行气解郁、导滞消痞;酸枣仁养心安神、生津,以改善其睡眠质量,缓解口苦咽干症状。复诊时主症较前好转,而见舌红苔黄、脉弦数的热像,考虑有气郁化为火郁之趋势,故予加用清热燥湿之黄连以清脏腑之热；眠差减轻，症状偶发，故予加用酸枣仁1包巩固疗效；另加用炒川楝子、木香以巩固原方疏肝理气解郁之功效。

案三

回某，男，35岁，2016年9月5日初诊。

现病史：因"胃脘胀满不舒五年，加重1周"就诊。患者胃脘胀满不舒多年，近1周症状加重，时伴眩晕，纳差，二便调。舌暗苔白、脉弦有力。

既往史：既往有脂肪肝病史。

中医诊断：胃痞，证属肝胃不和。治以疏肝理气、和胃除胀。

方用：

半夏15 g	紫苏梗10 g	厚朴15 g	鸡内金15 g
干姜10 g	木香6 g	大腹皮18 g	天麻10 g
黄连3 g	枳壳30 g	石菖蒲10 g	焦神曲15 g
沉香6 g	焦槟榔24 g	三棱10 g	白术6 g
五灵脂10 g	炒蒲黄10 g	川芎10 g	莪术10 g
郁金10 g	陈皮10 g	煅瓦楞子30 g	茯苓15 g

共七剂，水煎服，日一剂。并嘱其饮食清淡，调畅情志。

2016年9月12日复诊：自诉病情明显好转，食欲大增，纳食增多，胃胀明显减轻，舌暗苔白，脉弦。

守上方七剂，水煎服，日一剂。

（按）患者肝胃不和、气机郁滞之象较重，故重用枳壳、大腹皮等以行气通滞。因患者胃胀纳差较重，既往有脂肪肝病史，加入经验药物三棱、莪术以活血化瘀，增强行气散结和胃之力，疗效明显。

二、胃脘痛

案四

王某，女，53岁，2019年10月20日初诊。

现病史：因"胃脘部疼痛20年，加重3天"就诊。患者自诉有胃病史20余年，时感胃脘部疼痛不适，嗳气吞酸。近2年来，脘痛时有加重，纳呆，消瘦。去年行上消化道造影显示"胃下垂及陈旧性十二指肠溃疡，胃窦炎"。曾服中药香砂六君子汤加减，症状略有好转。近来脘痛又作，胀闷不适。舌淡苔薄白润，脉细弱无力。

中医诊断：胃痛，证属脾虚胃阴不足。治以健脾益胃养阴。

方用：

| 芍药 30 g | 甘草 6 g | 川楝子 12 g | 延胡索 12 g |
| 香附 9 g | 木香 6 g | 党参 12 g | 神曲 12 g |

共七剂，水煎服，日一剂。

2019年10月20日复诊：患者服药1周后，脘腹疼痛减轻。

前方加厚朴9 g、砂仁6 g，继服七剂。药后脘腹胀痛基本消失，胃纳增加，精神佳，随访1年未复发。

（按）芍药甘草汤乃《伤寒论》治汗后变证方，临床常用于治疗腹痛。取芍药配甘草酸甘化阴之意，辨证重在舌苔，常见苔少光红、剥脱，或欠润、干燥，均为胃阴不足之象。脾虚加党参；气滞加厚朴、香附、木香等；食滞加神曲、山楂等。现代药理研究表明，芍药甘草汤可缓解横纹肌、平滑肌痉挛，有解痉镇痛作用。

案五

患者，男，46岁，2016年2月15日初诊。

现病史：因"胃痛半年，加重1周"就诊。患者平素胃脘怕冷，进食生冷后腹泻、胃痛、胃胀、纳呆、乏力、口淡无味，冬天四肢冰冷，眠可，大便溏、每日3～4次，小便清长，舌质淡，舌苔白腻，脉沉细无力。

西医诊断：慢性胃炎。

中医诊断：胃脘痛，证属脾胃阳虚、温运无力。治以温补中阳、散寒理气。

方用：

干姜 10 g	党参片 10 g	炒白术 15 g	甘草 6 g
高良姜 6 g	香附 10 g	荜茇 6 g	茯苓 30 g
陈皮 10 g			

共七剂，日一剂，水煎服。

2016年2月23日复诊：胃痛大减，正常饮食，已无胃痛、胃胀，纳食可，大便成形，每日2次，舌质淡红，舌苔薄白，脉细、较前有力。原方去陈皮、茯苓，继服十剂，以善其后。

（按）本例患者平素胃脘怕冷，进食生冷后腹泻、胃痛、胃胀，推测其为脾胃虚寒体质；此次病情加重，正值春节过后，气温尚寒，乃寒邪乘虚客胃所致；大便溏薄、每日3～4次，小便清长，是脾胃运化无力、水谷不化所致；中阳亏虚，寒自内生，"阳虚则寒"，寒主凝滞，不通则痛，故胃痛、胃胀；舌苔、脉象可进一步说明该病的本质。治疗紧扣病机，选用理中汤合良附丸，既温中散寒，又理气止痛；恐其温散不足，故加荜茇、陈皮，增强散寒止痛的效果。

案六

患者，男，37岁，2018年7月21日初诊。

现病史：因"胃痛3周"就诊。患者素喜甜食，体胖，喜吐黏腻痰。现胃脘疼痛，痛势急迫，痞闷不适，伴胃脘灼热，口干口苦，口渴，喜凉饮，纳呆恶心，时欲呕吐，心烦，眠差，大便不爽，小便黄，舌红，舌苔黄厚腻，脉滑数。

西医诊断：急性胃炎。

中医诊断：胃脘痛，证属痰湿蕴结、郁久化热。治以清热化痰、祛湿和胃。

方用：

黄连 6 g	陈皮 15 g	清半夏 12 g	茯苓 30 g
竹茹 15 g	炒枳实 10 g	制胆南星 6 g	厚朴 10 g
佩兰 10 g	藿香 10 g	甘草 4 g	

共六剂，日一剂，水煎服。

2018年7月28日复诊：胃痛大减，纳食可，大便通畅，舌质淡红，舌苔薄黄腻，脉滑。

原方陈皮改为10 g，清半夏改为10 g，继服五剂，以善其后。

（按）本例患者素喜甜食，助湿生痰，痰湿蕴结，阻碍气机，不通则痛；郁久生热，痰热内阻，胃气上逆，故恶心、干呕。温胆汤清热化痰、理气和胃；加用黄连更有清热燥湿之效；佩兰、藿香更添祛湿之力。故服药六剂则痛减，后效不更方以巩固疗效。

案七

患者，男，26岁，2017年6月29日初诊。

现病史：因"胃痛1周"就诊。患者1周前因饱食后出现胃痛、胃胀，稍进食即胃痛、胃胀、嗳气、泛酸、胃灼热、纳差，大便黏滞不爽、每日2～3次，舌质淡红，舌苔白腻，脉滑无力。

西医诊断：急性胃炎。

中医诊断：胃脘痛，证属饮食积滞、阻塞胃气。治以消食导滞、和胃止痛。

方用：

清半夏 10 g	陈皮 15 g	茯苓 30 g	焦山楂 10 g
炒莱菔子 10 g	神曲 10 g	苍术 10 g	连翘 10 g
浙贝母 10 g	煅乌贼骨 30 g	甘草 6 g	

共六剂，日一剂，水煎服。

2017年7月5日复诊：胃痛、胃胀明显减轻，胃灼热、反酸消失。上方去浙贝母、煅乌贼骨，加鸡内金10 g，继服五剂。

（按）"饮食自倍，脾胃乃伤"，饮食不节，过饱伤胃，胃气壅滞，导致胃失和降，不通而痛，此乃本案病机。舌苔白腻乃为痰作祟，食积痰滞，内郁脾胃。治疗给予保和丸加减，以消食导滞、和胃止痛、化痰理气。

案八

患者女，22岁，2016年3月6日初诊。

现病史：因"胃痛3年"就诊。现胃痛常发作于夜间，纳食前后亦痛，无腹胀、嗳气、胃灼热、反酸等症，眠差，心烦，大便偏干，口苦，舌质暗红，舌苔薄黄，脉沉滞。

西医诊断：十二指肠球部溃疡。

中医诊断：胃脘痛，证属血瘀气滞。治以活血祛瘀、行气止痛。

方用：

| 丹参 30 g | 檀香 3 g（后下） | 砂仁 3 g（后下） | 五灵脂 10 g |
| 蒲黄 10 g（后下） | 百合 30 g | 乌药 10 g | |

共六剂，日一剂，水煎服。

2016年3月12日复诊：胃痛减轻，大便不干。上方加郁金10 g，继服七剂，胃痛未再发作。

（按）本例患者患病3年，无明显特殊症状，仅有"胃痛，夜间发作"这一主症，虑及夜间阳气内藏，阴气旺盛，血行缓慢，疼痛明显，为瘀滞之象；观其舌脉，舌质暗红，脉象沉滞，亦为瘀滞之候。脉证相符，遂以丹参饮合失笑散为治，果奏奇效。丹参饮出自《时方歌括》，原书谓其"治心胃诸痛"，有活血化瘀、行气止痛之效；失笑散是治疗瘀血停滞疼痛之良方。二方合用，共奏活血化瘀之效，瘀滞得消，气机通畅，血行顺利，通则不痛。

第四节 妇 科 病

一、滥用抗生素导致菌群失调后外阴瘙痒病

案一

李某,女,42岁。2018年5月15日初诊。

现病史:因"外阴瘙痒伴豆腐渣样白带2天"就诊。2天前患者出现外阴瘙痒,坐卧不安,外阴时有隐痛,烧灼感,伴有白带豆腐渣样改变,白带量多,臭秽。小腹坠胀感,胃纳差,上腹胀满,情绪焦急、不安,乏力、疲倦感,睡眠一般,颈部、腰背部僵硬麻木感,畏寒、口干,汗可,二便调,舌淡红,苔白微腻,舌体胖,边尖红,有齿痕,脉弦滑。

既往病史:患者半年来自觉小便不利,尿量较平时减少,伴有尿频、尿急,自行服用在药店购买的"消炎药"(具体不详),后症状时轻时重,症状反复时患者断续服用"消炎药",直至小便正常,具体用药量不详,用药时长不详。

西医诊断:2018年5月15日在广州某医院妇科门诊被诊断为霉菌性阴道炎。白带常规提示"清洁度Ⅳ度";镜检白细胞(++++),过氧化氢(+),白细胞酯酶(+),凝固酶(+),真菌孢子(+),滴虫(-),真菌菌丝(-)。

中医诊断:阴痒病,证属湿热下注。治以清热解毒、祛湿止痒。

方用:

五倍子15 g	黄柏15 g	地肤子15 g	蛇床子10 g
苦参10 g	白鲜皮10 g	百部10 g	蒲公英10 g
忍冬藤15 g	党参10 g	熟地黄10 g	

共三剂,水煎服,日一剂,每剂分两次温服。

温水冲洗外阴部,每日2次。

2018年5月18日复诊:外阴瘙痒明显减轻,自诉瘙痒位置趋于表浅,阴道深部瘙痒、灼痛感缓解。偶有渣样白带点片,小腹坠胀减轻,纳眠可,乏力减轻,情绪好转,无口干,二便调,舌淡红,苔薄白。

原方加飞扬草 15 g，再服四剂。

2018 年 5 月 21 日复诊：自诉已无外阴瘙痒症状，白带恢复正常。白带常规提示"清洁度Ⅱ度"；镜检白细胞（-），过氧化氢（-），白细胞酯酶（-），凝固酶（-），真菌孢子（-），滴虫（-），真菌菌丝（-）。

3 个月后电话随诊，未再复发。

（按）本例患者因肝经湿热下注，阴部湿热，加之长期口服抗生素，局部菌群失调，当治以扶正祛邪、清利湿热、疏风止痒。方中以黄柏、蒲公英清热利湿，佐以苦参、百部杀虫止痒，白鲜皮、地肤子、飞扬草祛风止痒。既有清热利湿之功，又佐以熟地黄、党参等补益之品，以固护正气。全方杀虫、清热、利湿、补益，则阴痒得愈。

二、反复人流后带下病

案二

黄某，女，35 岁。2018 年 5 月 20 日初诊。

现病史：因"反复小腹隐痛白带异味 10 余年，再发 1 月"就诊。患者已婚，怀孕 5，产子 1，人流 4，末次月经 2018 年 5 月 1 日。2006 年曾行清宫术，术后常有下腹隐痛，白带异味，白带时有色黄质稠，时而色清质稀。在各地医院多次求诊，妇科 B 超及阴道分泌物检查未见异常。近 1 个月来，患者小腹疼痛隐隐，绵绵不休；白带量多，色白稍稠，可闻及腥味，口干，无口苦，失眠，多梦，易醒，饮食可，二便调，舌淡，苔薄白，脉细。患者有生育要求。

体格检查：今日本院查白带，清洁度Ⅱ度，余（-）。妇科 B 超未见明显异常，子宫内膜厚 3.8 mm。

中医诊断：带下病，证属脾肾两虚、气虚血瘀。

方用：

党参 15 g	黄芪 10 g	熟地黄 10 g	当归 15 g
地肤子 15 g	蛇床子 10 g	白鲜皮 10 g	蒲公英 10 g
忍冬藤 15 g	飞扬草 10 g	菟丝子 10 g	巴戟天 10 g

共三剂，水煎服，日一剂，每剂分两次温服。

温水冲洗外阴部，每日 2 次。

2018年5月23日复诊：小腹坠胀减轻，白带量明显减少，纳眠可，多梦减轻，情绪好转，无口干，二便调，舌淡红，苔薄白。

守原方七剂。

辅助食疗方：新鲜淮山30 g（约半条）、枸杞子15 g，煲粥。

2018年8月2日复诊：服用中药方及食疗方后，已无外阴瘙痒症状，白带恢复正常。3个月来未再复发。月经规律，量中等，色鲜红。

（按）患者多次清宫术史致使胞络受损，则寒湿邪毒乘虚客于胞中，损伤冲任，带下不固。当治以扶正祛邪、顾护冲任，燥湿止带。方中以党参、黄芪补气健脾，其中黄芪不仅可以补脾气，又能升举阳气。患者冲任不固，带下淋漓、下腹坠胀，黄芪为君药，既可以补脾肾之气，又可以升举顾护止带下；又佐以菟丝子、巴戟天等补益之品，以固护肾气。全方健脾补肾、益气止带，则带下病得愈。患者有生育要求，辅以食疗方长期服用，补肾益精、调理冲任。

三、多囊卵巢导致月经后期

案三

高某，女，37岁。2018年5月22日初诊。

现病史：因"清宫术后停经1月余"就诊。1月余前患者因孕11$^+$周胚胎停育，行清宫术，术后月经未至。3年前曾因孕10周胚胎停育行清宫术，当时恢复良好。既往月经不规律，15岁初潮，周期37～45天，经期5～7天。色量正常，偶有血块，常常腰膝酸痛，行经第1至第2天乳房胀痛。平素性格焦躁易怒，纳眠一般，二便正常。舌红、苔薄白，脉弦细。

西医诊断：2018年1月20日某医院妇科彩超提示"双侧卵巢多囊样改变"。曾在该医院诊断为"多囊卵巢综合征"。

中医诊断：月经后期，证属肝郁脾虚、肾精亏虚。治以疏肝理气、补肾调冲。

方用：

太子参15 g	当归10 g	白芍15 g	熟地黄15 g
党参10 g	山药10 g	杜仲10 g	桑寄生10 g
菟丝子10 g	怀牛膝10 g	巴戟天10 g	路路通10 g

共七剂，水煎服，日一剂，每剂分两次温服。

2018年5月29日复诊：患者服药后2天阴道流出少量褐色分泌物，第5天月经来潮，量多，色鲜红，夹少许血块，伴腰膝酸痛。舌淡红，苔薄白。现正值月经第2天。

原方加丹参10 g、鸡血藤10 g，再服五剂。

2018年7月21日复诊：第二次月经已经干净，本次月经周期26天，经量增多，仍有血块，舌淡红，苔薄白，脉细。

方用：

菟丝子15 g	覆盆子15 g	补骨脂10 g	当归10 g
制何首乌15 g	杜仲10 g	怀牛膝10 g	巴戟天10 g
石斛10 g	山药15 g	白芍10 g	柴胡10 g

3个月后电话随诊，月经基本正常，周期27天，6天干净，量适中，色鲜红，无痛经、无腰膝酸痛，血块少。

（按）根据月经周期的不同特点，月经的前半周期以补益肾阳为主，兼以行气疏肝，促进卵泡的生长发育。月经的后半周期以养血活血化瘀为主，兼以补肾疏肝理气。补肾调冲法，"补肾"并不单单指充实肾脏，而是补五脏六腑之虚损。"调冲"也不仅仅指疏泄肝气，使肝气调达通畅，还包括调理冲任之脉的气、血、阴、阳，使之达到"冲和"的状态。故该法适用于肾虚、冲任失调所致的卵巢功能失调性疾患。

四、绝经前后诸症

案四

李某，女，49岁。于2018年3月17日因"绝经后心烦、潮热1年余"初诊。

现病史：患者乃农村务农妇女，绝经1年余，常感阵阵潮热、轰然汗出，心烦易怒、偶有头晕。伴情绪不宁、悲痛欲哭，胃纳可，失眠多梦，口干口苦，大便干，舌红、苔少，脉细弦。患者自述绝经后常常悲痛，白天劳作后头晕、乏力，夜晚心烦、以泪洗面，夫家人只要稍露不悦之色则胡思乱想、伤心流泪。曾在社区医院服用中西药物，疗效欠佳。

中医诊断：更年期情志病，证属肝肾阴虚。治以滋阴、补肾、调冲。

方用：

麦冬 10 g	生地黄 10 g	浮小麦 30 g	酸枣仁 10 g
白芍 10 g	龙骨 10 g	麻黄根 30 g	桑叶 20 g
知母 10 g	茯苓 10 g	合欢皮 10 g	百合 10 g
丹参 10 g	太子参 15 g	糯稻根 30 g	五味子 5 g

共七剂，水煎服，日一剂，每剂分两次温服。

2018年3月25日复诊：患者诉诸症皆减，未再轰然汗出，睡眠好转。效不改方，共服用6周而愈。

随访1年，家属诉患者服药后未再悲伤流泪，脾性缓和，性情转柔。

（按）患者女性，49岁，肾气衰，天癸竭，肾水亏虚，不能濡养肝木和上济心火，而致阴虚火旺，心火亢盛，故见心烦、心悸、急躁易怒；肝肾亏虚，阴不制阳，虚阳上越，则潮热出汗，面红阵作；阴阳失调，水火不济，心火亢盛，上扰心神，患者眩晕、耳鸣、心烦易怒、口苦口干、舌红、脉弦细均为肝经郁热之象。病位在心、肝、肾，病机为肝郁肾虚、心火亢盛、阴阳失调。治法当疏肝清热、清心安神。交通心肾、养心安神，疗效显著。

五、不孕症

案五

黄某，女，35岁。于2018年2月15日因"未避孕5年未孕"初诊。

现病史：患者15岁月经初潮，周期正常，经期腰酸、腹痛，经前期见有头晕、乏力。2012年结婚，2013年11月5日剖宫产一女婴，巨大儿，体重4.5 kg。产后月经先后不定期，量少，色淡红，经期常有腰膝酸软、下腹部疼痛隐隐，喜暖、喜按，心慌，气短，乏力，失眠多梦。第一胎产后5年未孕。

体格检查：妇科检查提示"子宫后倾，大小正常"。输卵管造影提示"双侧输卵管通而不畅"。舌质黯淡，苔薄白，脉细缓。

中医诊断：不孕，证属气血亏虚、脾肾两虚。

方用：

| 熟地黄 10 g | 党参 10 g | 枸杞子 10 g | 当归 10 g |
| 菟丝子 10 g | 怀牛膝 10 g | 路路通 10 g | 山药 10 g |

杜仲 10 g　　　　王不留行 10 g　　　甘草 10 g　　　　巴戟天 10 g

共七剂，水煎服，日一剂，每剂分两次温服。

2018年2月23日复诊：患者心慌气短好转，乏力减轻，睡眠转佳。现乳房稍许胀痛，预计下周月经来潮。舌淡红，苔薄白，脉细缓。上方加用丹参 10 g，再服用七剂。

服药后月经规律，痛经减轻。停药后避孕3～6月。建议平素注意辅助饮食调理。

辅助食疗方：鸡生肠 3 付、新鲜淮山 30 g（半条）、枸杞子 15 g。

2018年7月13日因闭经1月余查妊娠实验阳性。2019年3月8日足月分娩1男婴。

（按）患者第一胎由于胎儿巨大，难于顺产，剖宫产后气血亏虚，脾肾不足。月经开始先后不定期，量少、色淡红，是由于产后气血亏虚而致。血海不足，冲任失养，胞络空虚，则月经时相不定，行经腹痛，喜温喜按。气血不足则心慌、气短、乏力、失眠多梦，舌黯淡、苔薄白，脉细缓。胞络失养，精失濡养，则不能再次受孕。治以益气养血、滋补脾肾。由于气血得养，月经正常，腰腹痛愈，故而受孕。

六、不育症

案六

任某，男，37岁。于2017年8月17日因"婚后未避孕不育2年"初诊。

现病史：患者结婚2年，女方行妇科检查（妇科B超、白带常规、性激素六项、输卵管造影）未见异常，夫妻性生活正常，一直未育。纳食、二便正常，无吸烟、嗜酒等不良嗜好，偶因工作压力大熬夜、失眠。舌淡红，苔薄少津，脉细。

辅助检查：精液常规。精液 30 min 液化，精子计数 320～360/HP，异常精子比率 15%，精子活动度 60%（A级 20%，B级 40%，C级 10%），死精子比率 40%。

中医诊断：不育，证属肾精不足、阴虚火旺。治以补肾填精、清降虚火。方拟大补阴丸化裁。

方用：

熟地黄 30 g	炙龟板 30 g	知母 10 g	黄柏 10 g
炒三棱 10 g	莪术 10 g	枸杞子 15 g	淫羊藿 15 g
山药 12 g	山茱萸 10 g	砂仁 5 g（后下）	

七剂，水煎服，日一剂。服药后无明显不适，守方继服十四剂。患者于外地取药再服 2 个月。

2017 年 11 月 16 日复查：精液常规。精液 30 min 液化，精子计数 730～850/HP，异常精子比率 20%，精子活动度 70%（A 级 20%，B 级 40%，C 级 10%），死精子比率 30%。舌淡红、苔薄黄微腻，脉细。前方加龙胆草 10 g、野菊花 15 g，继服。

患者在外地坚持守方服药，于 2018 年 9 月喜得双胞女婴，母子平安。

（按）本例验案为肾精亏虚，阴虚火旺，故精子数不足，而导致不育。方中熟地黄滋阴补肾，填精益髓；炙龟板为血肉有情之品，峻补精髓；知母、黄柏清热泻火而不伤阴；山茱萸、枸杞子补益肝肾；山药补脾益阴，滋肾固精；淫羊藿补肾壮阳，以阳中求阴；三棱、莪术，活血化瘀，取其促进局部循环，以增加 A 级精子数；砂仁行气，使补而不滞。诸味相协共奏滋补肝肾，清降虚火之功。后期见苔薄黄微腻，异常精子比率有升高趋势，加龙胆草、野菊花清热解毒，以降低异常精子比率。故而获效。

七、痛经

案七

王某，女，37 岁。于 2018 年 6 月 5 日因"行经腹痛半年余"初诊。

现病史：患者 15 岁月经初潮，周期正常，经血量适中，无血块。近半年来患者因家庭变故，常常心烦、急躁易怒，月经提前 3～5 天，经期第 2 天月经量较多，下腹坠胀、腹痛隐隐，经血暗红，夹有大血块，血块流出后疼痛减轻，口渴喜冷饮，胁肋部胀痛走窜，脚后跟痛，手发麻。舌质黯淡，舌边、尖红、苔薄白，脉细弦。

中医诊断：痛经，证属肝郁气滞，血瘀血热。

方用：

柴胡 10 g	当归 10 g	白芍 10 g	益母草 10 g
怀牛膝 10 g	王不留行 10 g	覆盆子 10 g	枸杞子 10 g

| 乌药 5 g | 延胡索 10 g | 五灵脂 10 g | 没药 10 g |
| 鸡血藤 10 g | 女贞子 10 g | 菟丝子 10 g | 牡丹皮 10 g |

共三剂，水煎服，日一剂，每剂分两次温服。

2018年6月10日复诊：服上方3剂后，月经6月7日来潮，血量较上月减少，无血块，腹痛骤减。

（按）肝郁气滞、气郁化火常导致女性月经失常，治疗时不能单纯用行气的药物，因为行气的药物大多偏温，故于逍遥散中加用清热凉血之品。

八、胎动不安

案八

许某，女，30岁，因停经50天，腰膝酸软2天，阴道少量出血1天，于2018年2月21日初诊。

现病史：患者平素月经规律，3～4/30天，末次月经为2018年1月2日。停经31天自测尿HCG阳性，2天前开始出现腰膝酸软，昨日无明显诱因阴道出现少量出血，色淡红，无明显腹痛，纳呆食少，乏力，两膝酸软，夜寐可，二便调，舌质淡，苔薄白，脉细略滑。

既往史：平素纳少，G2P0，2014年11月自然流产一次。

体格检查：今日行彩超示子宫前位，6.5 cm×5.3 cm×5.8 cm，宫内可见一大小约1.9 cm×2.0 cm的妊囊，周围可见少量液性暗区，其内可见卵黄囊，未见胎芽及原始心管搏动，双侧附件区未见明显异常。血清HCG 36 240 mIU/mL。

西医诊断：先兆流产。

中医诊断：胎动不安，证属脾肾两虚。

治法：补肾健脾，益气养血安胎。

方用：

菟丝子 30 g	党参 30 g	熟地黄 30 g	白术 30 g
山药 15 g	黄芪 15 g	山茱萸 15 g	桑寄生 15 g
杜仲 9 g	枸杞子 6 g	侧柏炭 15 g	地榆炭 15 g
陈皮 6 g	砂仁 6 g	炙甘草 3 g	

七剂，日一剂，早晚温服。

嘱患者绝对卧床休息，放松心态，多食蔬菜水果，保持大便通畅，不适随诊。

2018年2月28日复诊：患者服完上方，已无阴道出血，仅有轻微腰困、咽干，余无不适，舌质淡，苔薄白，脉细略滑。今日行彩超示：子宫前位，7.2 cm×5.1 cm×5.4 cm，宫内可见一大小约2.9 cm×2.6 cm的妊囊，其内可见卵黄囊，胎芽及原始心管搏动，胎芽长1.2 cm，双侧附件区未见明显异常。血清HCG 52 400 mIU/mL。

处方：上方加麦冬15 g，七剂，日一剂，早晚温服。

2018年3月7日复诊：患者现无不适，舌质淡红，苔薄白，脉滑。今日复查彩超示：宫内可见一胚胎，头臀径1.9 cm，胎心搏动好。血清HCG 62 560 mIU/mL。

后随访知患者于2018年10月11日顺产一健康女婴。

（按）孕胎的形成，主要在于先天之肾气，胎儿的发育主要在于母体脾胃化生的气血。《素问·上古天真论》曰："女子七岁，肾气盛，齿更发长，二七而天癸至，任脉通，太冲脉盛，月事以时下，故有子。"说明母体脏腑功能正常，肾气充盛是妊娠成功的前提。精为生命之源，先天生殖之精秉承父母，藏于肾中，而后天水谷之精则由脾胃化生，经脾气传输以达全身，化生气血精津，濡养胎元。若脾虚，脾失健运，则气血化生乏源，气血亏虚，胎枯易殒。由此可见先天后天任何一方面的不足都可导致胎漏、胎动不安的发生。元代朱丹溪的《格致余论·胎自堕论》指出："血气虚损，不足荣养，其胎自堕。"由此可见，脾肾不足，气血两虚，便不能固摄养胎，发为先兆流产。

九、产后发热

案九

张某，29岁，2018年7月6日初诊。

主诉：产后反复发热3月余，再发3天。

现病史：患者2018年4月5日顺产1女婴，产后3个月一直出现反复低热，多在37.5～38.0 ℃，晨起热退，傍晚时体温复升，伴头晕，无咳嗽、咯痰，无腹痛等，一直在广州某医院就诊，查血常规未见明显异常，予中药治疗（具体用药不详），遂至刘月婵处就诊，现症见纳可、寐安、二便调、舌红、苔薄黄、脉弦。

辅助检查：6月30日B超示子宫增大，肌层质地较充盈，两侧附件均未见占位。

诊断：产后功能性发热。治拟和解少阳、化湿透表泄热。

方用：

藿香10 g	佩兰10 g	柴胡10 g	黄芩10 g
太子参10 g	制旱半夏10 g	六一散10 g	茯苓10 g
大枣3枚	生姜3片		

5剂，每天1剂，水煎，每天服用2次。

2018年7月10日复诊：诉服药期间自测体温未见升高，偶有头晕，嗳气，时畏寒，纳可，寐安，二便调，舌红、苔白腻，脉滑。

方用：

| 太子参15 g | 茯苓10 g | 薄荷10 g（后下） | 荆芥6 g |
| 川芎10 g | 陈皮10 g | 柴胡10 g | 炙甘草5 g |

经过半个多月的治疗，患者体温均正常，无诉明显不适。嘱其注意休息，清淡饮食。

（按）产后发热是指产褥期内以发热为主症，出现发热持续不退，或突然高热寒战，并伴有其他症状者，首见于《金匮要略》，相当于现代医学的产褥感染或产后功能性发热。其病机与妇人产后多虚多瘀的特点有密切的关系。多因分娩时失血耗气，正气亏损，或产时不洁感染邪毒；或产妇元气虚弱，卫外不固，感受风寒、风热之邪；或产后恶露不下，瘀血停滞，瘀久化热；或产后血虚，营阴不足，虚热内生等引起。产后多虚多瘀，一般治法以活血化瘀、益气培元为主，同时根据不同的表现，给予清热解毒、疏风散寒（热）、养血逐瘀等法。此患者乃产后元气亏损，腠理不密，营卫失和，感受湿热之邪，病在半表半里，邪正相争，正胜欲拒邪出于表，邪胜欲入里并于阴，故出现反复低热，予以小柴胡汤加减。方中柴胡可透泄与清解少阳之邪，并能舒畅气机；黄芩清泄少阳之热，两药合用，达到和解少阳的目的；藿香、佩兰化湿解表；六一散清利湿热；制旱半夏、生姜和胃止呕；太子参、大枣、茯苓益气健脾，御邪内传。复诊时湿邪已清，改方柴胡、荆芥、薄荷发散风邪；太子参、茯苓、陈皮理气健脾，使邪去正扶，其症自解。《金匮要略》用小柴胡汤治疗热入血室，"妇人中风七八日，续得寒热，发作有时，经水适断者，此为热入血室，其血必结，故使如疟状，发作有时，小柴胡汤主之"。血室狭义者是指子宫，广义者则总括子宫、肝、冲任脉。产后多虚多瘀，凡各种内外致病因素均能影响到冲任、子宫，即谓"热入血室"。所以，对于原因不明的产后发热，运用经方小柴胡汤加减治疗，往往能收到显著疗效。

十、黄褐斑

案十

李某，女，29岁。2019年3月12日初诊。

现病史：面部生褐斑伴烦躁、胁胀1年。面部深褐色斑，颊部成片，其他散在，边界清楚，烦躁易怒，两胁胀满，经期腹痛，口苦；舌红、苔薄，脉弦细。

西医诊断：黄褐斑。

中医诊断：鳌黑斑，证属为肝郁气滞，治以疏肝理气、活血消斑。

方药：逍遥散加减。

方用：

柴胡 10 g	白芍 10 g	茯苓 10 g	白术 10 g
当归 10 g	益母草 10 g	桃仁 10 g	香附 10 g
僵蚕 10 g	郁金 10 g	丹参 10 g	炙甘草 5 g
薄荷 5 g			

上方口服及敷面。

2019年3月19日复诊：上方用七剂，色斑变淡，烦躁、胁胀消失，口苦减轻。上方减薄荷，继续口服及敷面。

2019年3月26日复诊：上方又用七剂，片状褐斑散开，点状褐斑部分消失，经期腹痛减轻。上方减桃仁，继续口服及敷面。

2019年4月2日复诊：上方又用七剂，面色有光泽，只有散在浅色斑点，其他诸症消失，上方继续口服七剂愈。

（按）逍遥散和参苓白术散共同治疗黄褐斑临床疗效佳。逍遥散源自《太平惠民和剂局方》，由甘草、当归、茯苓、白芍、白术、柴胡、生姜、薄荷组成。治疗黄褐斑，每个证型都配合逍遥散意在解肝郁。肝郁、血瘀贯穿黄褐斑各证型，只不过轻重有别。

脾虚湿蕴证黄褐斑用逍遥散合参苓白术散化裁。参苓白术散益气健脾、渗湿止泻，用于脾虚湿盛证。党参、白术、茯苓益气健脾渗湿；山药、莲子肉助上述三药健脾益气，兼能止泻；薏苡仁助白术、茯苓健脾渗湿；砂仁醒脾和胃、行气化湿。逍遥散疏肝解郁，加川芎活血化瘀；僵蚕祛风化痰散结。"治面鼾黑，令人面色好。"两方化裁共奏健脾益气，疏肝解郁之功。

气滞血瘀证黄褐斑用逍遥散合桃红四物汤。熟地黄甘温味厚质润，入肝、肾经，长于滋养阴血，补肾填精，为补血要药；当归甘辛温，归肝、心、脾经，为补血良药，兼能活血；川芎活血行气；桃仁、红花活血化瘀；郁金活血行气；香附疏肝解郁、行气散结。两方相合共奏活血化瘀、疏肝理气之功。

绝大多数黄褐斑均有肝气郁滞之因，而患病后又加重了肝气郁滞，因此，疏肝解郁为调治黄褐斑必用之法。病轻的黄褐斑，只用柴胡 5 g、郁金 10 g、当归 10 g，水煎服，即收良效。心理调治也显得重要，做好患者的思想工作，增强战胜疾病信心，同样收到良效。配合外用药能促进黑色素吸收。常用如下药物：茯苓、白芷、刺蒺藜、白术、白鲜皮、葛根、当归、川芎、秦艽等量磨成细粉，用黄瓜汁或白菜汁调成糊状外涂，有较好疗效。

第五节 肿 瘤 病

一、乳腺癌

案一

程某，女，38岁，2018年2月28日初诊。

现病史：因"乳腺癌根治术后食欲减退、疲乏无力"就诊。患者2018年2月体检发现乳腺癌，2018年2月行术前辅助化疗及乳腺癌根治术。病理确诊为浸润性小叶样癌。术后形体尚实，症见面色少华，疲乏无力，情绪低落，食欲减退，舌淡苔腻，脉沉缓。

西医诊断：乳腺癌根治术后。

中医诊断：乳岩，证属脾胃虚弱，癌毒浸淫；治以建中固本，解毒化瘀。

方用：

党参15 g	茯苓20 g	白术15 g	炙甘草5 g
山药30 g	鸡血藤15 g	骨碎补15 g	全蝎10 g
猫爪草15 g	何首乌30 g	桑葚15 g	白芍15 g
薏苡仁30 g	海浮石30 g	甘草5 g	白花蛇舌草15 g

十四剂，水煎服，日一剂。

2018年3月20日复诊：主诉乏力纳差较前改善，睡眠胃口均好转，舌淡苔薄腻较前转轻，脉沉缓。故以蜂巢15 g、山慈菇20 g易原方中猫爪草、薏苡仁，加强解毒之功，十四剂，煎服方法同前，续用中医药调治。

后续患者每月复诊一次，现身体安好未有肿瘤复发及转移。

（按）乳腺癌发病多因饮食劳倦、七情内伤等，致使脾失健运、肝失疏泄，导致肝脾不调，气滞、血瘀、湿聚、痰毒等互结而成"癌毒"，术后患者纳差、疲劳，以脾虚为主要证候，故必从脾胃论治当重。四君子汤健脾益气，山药脾肾双补，滋养脾阴；养血活血用何首乌、当归、白芍，化阴首推白芍，养血当用阴药、化阴为血而源泉不竭；猫爪草、海浮石化痰散结，薏苡仁祛湿解毒，全蝎以息风解毒，白花蛇舌草、山慈菇解毒散结，共奏化癌毒之功；骨碎补、桑葚填补肾精，扶正以化癌毒；组方建中为先，补脾气，平阴阳，调气机，祛湿热，通经络，化瘀郁，解癌毒，甚者独行、间者并行，此建中气化癌毒之要领也。

中医中药辨治乳腺癌术后患者产生增效减毒的效果，预防乳癌根治术后复发，能较好地提高乳腺癌患者的生存率及生活质量。

二、肝癌

案二

黄某，男，34 岁，2018 年 7 月 10 日初诊。

现病史：因"术后肝区疼痛、消瘦"就诊，患者有乙肝病史，2018 年 6 月确诊为原发性肝癌，后行肝癌切除手术。患者术后失眠，消瘦、纳差腹胀，面色少华，面部痤疮，疲乏无力，气短，大便烂，舌淡苔腻，脉沉细无力。

西医诊断：原发性肝癌根治术后。

中医诊断：虚劳，证属脾胃虚弱、癌毒浸淫。治以健脾补气、解毒化瘀。

方用：

党参 15 g	茯苓 20 g	白术 15 g	灵芝 15 g
鳖甲 30 g	山药 30 g	麦芽 30 g	五爪龙 30 g
猫爪草 15 g	浙贝母 15 g	半枝莲 20 g	白花蛇舌草 20 g
守宫 6 g	王不留行 15 g	郁金 15 g	香附 15 g

14 剂，水煎服，日一剂。

患者每月复诊一次，最近一次复诊时间为 2020 年 2 月，精神可，胃口佳，体重略有增加。未发现肿瘤复发。

（按）方中以四君子汤为底方，脾胃得运，脏腑才能和顺协调，正气方能充沛；麦芽开胃消食，五爪龙益气解毒，香附、郁金疏肝行气利胆，以恢复肝脏的疏泄功能；猫爪草、王不留行散结活络，解毒；半枝莲攻毒，消肿止痛；白花蛇舌草利湿，解毒散结；守宫清热解毒，消肿止痛；浙贝、鳖甲软坚散结；灵芝祛湿解毒。在肝癌的遣方用药上，尽量选用药性平和之品，慎用大辛大热、大苦大寒、滋腻、大毒峻猛之品；治疗过程中切不可急于求成，宜权衡好扶正与祛邪的关系，以防过犹不及，反助他变。此患者肝癌由慢性肝炎、肝硬化发展而来。由于正气亏虚，邪毒趁机侵入，导致肝脏功能失调，气机受阻，血行不畅，瘀毒互结，久则形成癌毒、癥瘕。脾气亏虚是肝癌发生的基础，贯穿疾病发展演变的始末。肝癌总属本虚标实之证，脾气亏虚、脏腑阴阳失调是肝癌发病的根本原因，癌毒内盛是肝癌发病的主要原因。肝癌是一种全身性病变，因此在治疗上应从人体的整体情况出发，切不可只顾一味地消除瘤体。肝病患者其肝主疏泄的功能异常，瘀毒内聚于肝，故治疗上配合疏肝利胆之法；因瘀毒之邪内结于肝，化癥解毒亦是治疗肝癌的重要方面，临证中需扶正与祛邪兼顾，攻补兼施，恢复阴阳平衡，增强机体抗癌能力。

三、胃癌

案三

邹某，男，42 岁，2019 年 6 月 10 日初诊。

现病史：因"胃癌术后纳差、消瘦"就诊。患者 2018 年 10 月确诊为胃癌，后手术治疗。患者术后出现失眠，消瘦，纳差腹胀，面色少华，疲乏无力，气短，舌淡苔腻，脉沉细无力。

西医诊断：胃癌根治术后。

中医诊断：虚劳，证属脾胃虚弱、癌毒浸淫。治以健脾补气、解毒化瘀。

方用：

党参 20 g	茯苓 20 g	白术 15 g	炙甘草 8 g
藿香 15 g	紫苏梗 15 g	陈皮 10 g	法半夏 10 g
麦芽 30 g	鸡内金 10 g	五爪龙 30 g	山药 30 g

十四剂，水煎服，日一剂。

（按）胃癌多因饮食不节，或暴饮暴食，或饥饱无常，日久天长，胃气受伤，由轻到重，逐步演变而成。胃癌的病程转归多会导致脾之气阴两虚，再到脾肾阴阳俱虚证，终致五脏俱损，消耗殆尽。方中党参、茯苓、白术、炙甘草乃四君子之意；加之陈皮、法半夏、紫苏梗、藿香理气健脾和中，麦芽、鸡内金消食和胃以健脾；山药、五爪龙健脾和胃；诸药合用，共奏健脾补气、解毒化瘀之功。

案四

袁某，男，67岁，2018年8月23日初诊。

现病史：因"胃癌术后四肢麻木、双下肢浮肿"就诊，患者2015年10月确诊为胃癌，后行胃肠外科行手术治疗，术后出现失眠、消瘦、纳差腹胀、面色少华、疲乏无力、气短、舌淡苔腻、脉沉细。

西医诊断：胃癌根治术后。

中医诊断：水肿，证属脾胃虚弱、癌毒浸淫。治以健脾补气、解毒利水。

方用：

五爪龙 30 g	鸡内金 15 g	全蝎 15 g	山药 30 g
半枝莲 20 g	白花蛇舌草 20 g	丹参 20 g	薏苡仁 30 g
白扁豆 30 g	麦芽 30 g	牛膝 15 g	鸡血藤 30 g
千斤拔 15 g	泽泻 15 g	党参 30 g	茯苓 30 g
白术 16 g	炙甘草 5 g		

十四剂，水煎服，日一剂。

（按）肿瘤是全身性疾病的局部表现，其发生多因饮食不节、情志不畅、劳逸失常，继而寒凝、气滞、血瘀、痰阻，蕴而化热，聚成癌毒，停滞于胃脘，形成本病，正气内虚，为本虚标实；而疾病发展到终末期，往往有脾肾两虚之征象。因此，刘月婵指出，过用攻邪之法易致正气受损。此患者经过手术治疗后，免疫功能低下、食欲减退、体质下降，正气难以抵抗病邪，易变生他症，引起肿瘤复发，甚至可因身体过度虚弱而亡；故以建立中气为先，增强脾胃运化功能，促进药物的吸收，提高治疗效果；改善患者的消化系统功能及全身状况，减缓病情恶化。

四、结直肠癌

案五

李某，男，91岁，2018年11月25日初诊。

现病史：因"纳差疲倦"就诊。患者10年前确诊为结肠癌，后行手术治疗，术后出现消瘦、纳差腹胀、面色少华、疲乏无力、气短、舌淡苔腻、脉沉细无力、大便烂。

西医诊断：结肠癌术后。

中医诊断：虚劳，证属脾肾两虚。治以健脾补气、补肾培元。

方用：

党参 15 g	茯苓 20 g	白术 15 g	炙甘草 5 g
山药 30 g	薏苡仁 30 g	枸杞 15 g	白芍 15 g
钩藤 15 g	半枝莲 15 g	白花蛇舌草 15 g	菊花 15 g
全蝎 15 g	丹参 15 g	僵蚕 15 g	麦芽 30 g
鸡内金 15 g			

14 剂，水煎服，日 1 剂。

（按）癌毒是恶性肿瘤形成的关键，而癌毒形成的一个重要原因即是气机失调，素体正气亏虚，给邪气以可乘之机，邪气阻滞机体经络、脏腑，脏气不通，气血运行失常，从而产生痰、瘀、热等各种病理因素，共同作用于机体，终至癌毒形成。因此，用方多侧重于健脾补气、补肾培元。

案六

莫某，男，65 岁，2019 年 2 月 20 日初诊。

现病史：因"胃痛纳差"就诊。患者 5 年前确诊为结肠癌，后行手术治疗。术后出现消瘦、胃痛，面色少华，疲乏无力，气短，纳差，舌淡苔少，脉弦滑。

西医诊断：结肠癌术后。

中医诊断：胃痛，证属脾虚气滞。治以理气止痛、健脾养胃。

方用：

猫爪草 15 g	黄芩 15 g	鱼腥草 15 g	藿香 15 g
紫苏梗 15 g	甘草 5 g	海浮石 30 g	太子参 15 g
半枝莲 15 g	薏苡仁 30 g	白花蛇舌草 15 g	杏仁 15 g
柿蒂 15 g	党参 20 g	茯苓 20 g	白术 15 g
炙甘草 5 g			

十四剂，水煎服，日一剂。

（按）在抗癌解毒大法的基础上必要疏通气机，故在肿瘤的治疗中广泛应用。以中气立论，在治疗上重在调理脏腑气机，以顺脏腑气血运行。总之，二者虽属不同理论，但却在病机、治法上有着高度的一致性，因此将二者结合，取长补短，兼蓄并用，更好地应用到恶性肿瘤的辨证论治中。

第六节 皮肤杂病

一、痤疮

案一

丁某，女性，20岁，2019年12月8日初诊。

现病史：因"颜面部及背部粉刺7年"就诊。患者颜面、背部粉刺，以颜面部为著。颜面部以两面颊、眉心、额部及下巴处明显，经前期更甚。粉刺色鲜红，根部硬，少有脓，多痘痕。触之不疼，自觉微痒，伴月经提前，痛经4年。二便正常，纳可，但食冷物即腹泻，舌红苔薄，舌尖部及舌体前部有芒刺，脉弦数。

西医诊断：痤疮。

中医诊断：粉刺，证属肺经风热。治以清肺疏风。

方用：

枇杷叶10 g（包煎）	薏苡仁30 g	金银花30 g	连翘10 g
夏枯草30 g	凌霄花6 g	泽兰30 g	益母草6 g
小通草3 g	醋柴胡3 g	当归10 g	白芍10 g
五灵脂6 g（包煎）	土茯苓30 g	白花蛇舌草30 g	生地黄18 g

共七剂，水煎服，日一剂，每剂分两次温服。

2019年12月17日复诊：服药后患者粉刺缓解，微红，无新发，但少有带脓粉刺。方去女贞子、白花蛇舌草，加皂角刺6 g。共七剂，日一剂，水煎服，早晚各一次。

2019年12月25日复诊：药后粉刺基本消退，少数带脓粉刺也多透脓干瘪，未见新发，舌前部芒刺减少，脉象稍软。二诊原方续服七剂。医嘱以红花3 g、凌霄花6 g、木棉花10 g、玫瑰花6 g、金银花3 g，代茶饮。少食辛辣刺激、生冷之品，少熬夜，保证充足的睡眠，不要滥用化妆品，禁止用手挤压粉刺。

随访：患者按时服药，遵守医嘱，其间，粉刺消退。药服完后遵医嘱按上述五花代茶饮，1个月后粉刺已无，虽痘痕未退但颜色变浅。月经从第 2 个月开始恢复正常。

（按）患者初诊颜面部痘多，色红，根坚，故用枇杷叶、金银花、连翘、白花蛇舌草清热解毒；又有带脓粉刺，故用夏枯草、薏苡仁消毒排脓。患者素体脾寒胃热，食冷即泄，故用土茯苓健脾祛湿，防寒凉太过。患者伴月经提前、痛经，故用醋柴胡、凌霄花轻疏肝气，用当归、白芍柔肝养血，用泽兰、益母草、小通草利水调经，用五灵脂温经定痛。初诊时患者月经结束第一天，加生地黄滋阴精血。二诊患者月经已停数日，故去生地黄，而带脓粉刺未透，故去白花蛇舌草加皂角刺，加强开破之力，透脓外出。三诊时患者粉刺明显好转，守方治疗收尾。

案二

王某，男，28 岁，2020 年 3 月 4 日初诊。

现病史：因"颜面部及背部粉刺 8 年"就诊。患者前额、两颊、项部散在丘疹、脓疱，色暗红，瘙痒，触之疼痛，平素易心烦，纳眠可，小便微黄，大便调，舌尖红，苔腻，脉弦数。

西医诊断：痤疮。

中医诊断：粉刺，证属心火上炎证。治宜清心泻火解毒。

方用：

黄连 10 g	黄芩 10 g	鱼腥草 12 g	莲子心 3 g
淡竹叶 6 g	金银花 30 g	大黄 6 g	蒲公英 30 g
当归 30 g	丹参 9 g	夏枯草 15 g	赤芍 6 g
土茯苓 15 g	薏苡仁 15 g	王不留行 15 g	桃仁 9 g

共七剂，水煎服，日一剂，每剂分两次温服。

2020 年 3 月 12 日复诊：额头、两颊皮疹减轻，项部未见明显改善，疼痛、瘙痒仍未减轻。于上方基础上改赤芍为 9 g，加龙胆草 3 g、肉桂 3 g、蒺藜 15 g，续服七剂。

2020 年 3 月 20 日复诊：皮疹已无新生，项部仍有疼痛，但较前减轻，微痒。上方改蒺藜为 9 g，加柴胡 9 g、皂角刺 9 g，继服七剂。后经随诊，守方加减，病获痊愈。

（按）本例为痤疮之心火上炎证。方中黄连、莲子心、淡竹叶清心泻火，配黄芩、鱼腥草亦可清泻火热之邪，淡竹叶通利小便，配伍薏苡仁引心经火热从小便而去；金银花、大黄、蒲公英、夏枯草、土茯苓清热解毒、散结消肿，且连翘主入心经，为"疮家圣药"；火热之邪久郁，气血运行不畅，瘀血内阻，故配伍当归、赤芍、王不留行、桃仁活血化瘀；丹参清心凉血、祛瘀止痛。二诊疼痛、瘙痒仍未减轻，此乃病久邪难速去，故增大赤芍用量，以增强其清热凉血、化瘀止痛之功，加龙胆草清热泻火；蒺藜清热祛风止痒；肉桂引火归原。三诊时疼痛仍存，故减蒺藜用量，加柴胡取其升发之义托毒外出，皂角刺消肿托毒，诸药配伍，方证相合，疗效显著。

案三

区某，女，23岁，2019年12月4日初诊。

现病史：因"两颊散在痤疮5月余"就诊。患者两颊散在痤疮5个月余，左颊尤重，反复发作，有脓头，疼痛，平素急躁易怒，口渴不明显，足大趾痒，小便短黄，大便成形，舌边尖红，苔黄腻，脉弦滑。

西医诊断：痤疮。

中医诊断：粉刺，证属肝经湿热。治以清利肝经湿热。

方用：

龙胆草 10 g	栀子 10 g	柴胡 15 g	黄芩 15 g
土茯苓 15 g	通草 10 g	车前子 30 g	生地黄 20 g
当归 15 g	夏枯草 15 g	连翘 20 g	金银花 20 g
丹参 15 g	薏苡仁 30 g	蒲公英 30 g	白芷 10 g

共七剂，水煎服，日一剂，每剂分两次温服。

2019年12月12日复诊：脓肿有所减轻，疼痛消失，大小便正常，舌淡红，苔薄黄腻，脉濡数。

上方加天花粉10 g、生牡蛎30 g。

2019年12月18日复诊：痤疮大部分消退，以少量结节、囊肿为主，遗留色素沉着，时有瘙痒，舌淡红，苔薄白，脉缓。

方用：

白芷 10 g	白术 10 g	白鲜皮 15 g	白附子 10 g
白僵蚕 10 g	桃仁 15 g	红花 15 g	牡丹皮 15 g
赤芍 15 g	丹参 10 g	金银花 20 g	连翘 20 g
夏枯草 15 g	浙贝母 15 g	防风 10 g	蝉蜕 10 g

共七剂，水煎服，日一剂，每剂分两次温服。

嘱患者用玫瑰花、凌霄花泡茶喝。

1个月后随访，病已愈，无复发。

（按）患者平素急躁易怒，肝郁气滞，日久化火，形成肝经实火。而后气机不畅，津液输布失常，湿浊内蕴，日久化热，形成湿热，肝经湿热上蒸颜面发为痤疮。方中龙胆草为清利肝经湿热的要药；栀子泻火除烦，利湿，通利三焦；黄芩清热燥湿、泻火解毒，兼清肺热。上述三者同用增强清热利湿之功。土茯苓利水渗湿、泻热，车前子、通草利尿通淋，三者相配使湿热之邪从小便而出。生地黄、当归清热凉血、补血养阴，使邪去而阴血不伤；柴胡疏肝，为肝经的引经药，引诸药直达病所，与生地黄、当归同用，补肝体而调肝用。连翘疏散风热、清热解毒、消肿散结，为疮家圣药，现代药理研究表明，连翘具有抗炎、抗菌、抗病毒、解热等作用。蒲公英解毒利湿、散结消肿，薏苡仁利水渗湿、健脾、清热排脓，白芷疏散表邪、燥湿、消肿排脓，三者合用增强利湿、清热排脓、解毒散结之功。全方共奏清热利湿、解毒散结之功。

二诊苔薄黄腻、脉濡数，说明仍有湿热，原方加天花粉、生牡蛎。天花粉清热生津、消肿排脓；生牡蛎软坚散结，可增强解毒排脓、散结消肿之功。

三诊痤疮大部消退，以结节、囊肿为主，面部色素沉着，时瘙痒，此时应减少清热利湿解毒之品，加用活血化痰、祛风止痒之品。金银花、连翘、夏枯草、浙贝母为祛痘汤，是治痤疮的基本方。白术补气健脾、燥湿；白芷解表、燥湿、消肿排脓；白鲜皮清热燥湿、祛风解表，是皮肤科的常用药；白附子祛风痰、解毒散结；白僵蚕祛风通络、化痰散结。五者相配增强化痰散结之功。桃仁、红花活血调经；牡丹皮、赤芍、丹参凉血活血，寒温并用，增强活血化瘀之功；防风辛温发散，与蝉蜕配伍，是祛风抗敏的药对。全方共奏活血化痰、消肿散结之功。

二、带状疱疹

案四

梁某，女，62岁，2020年3月9日初诊。

因"右腰部隐痛3日"就诊。患者自诉3日前自感发热，右腰部隐痛，乏力，纳差，未在意。前日晨起发现疼痛处皮肤出现数粒红斑丘疹，痒痛明显，以炉甘石洗剂外涂，效不佳。今晨发现皮损面积逐渐扩大，疼痛难忍，遂来本院诊治。刻下见右腰腹部可见簇集样红斑、丘疹、水疱，部分融合成片，触痛明显，皮损呈带状分布，未超过体表正中线，局部皮温增高，饮食睡眠差，大便干燥，小便发黄，舌红苔薄黄，脉弦数。

诊断：带状疱疹，证属肝郁脾虚、湿热内阻。治以疏肝理脾、清热除湿。

方用：

龙胆草 12 g	黄芩 14 g	栀子 14 g	板蓝根 15 g
赤芍 15 g	连翘 15 g	大青叶 15 g	生地黄 12 g
蒲公英 15 g	延胡索 15 g	柴胡 12 g	甘草 6 g
马齿苋 15 g	金银花 15 g	白鲜皮 13 g	杜仲 12 g
姜厚朴 15 g	大黄 6 g（后下）	白术 12 g	酸枣仁 15 g

共七剂，水煎服，日一剂，每剂分两次温服。

外治：以灯心草灯火灸患处外周，后用云南白药膏粉和花生油调成糊状，涂盖疱疹表面，保持 12 小时，每日 2 次。嘱其左侧卧位，避免搔抓，挤压，以预防破损。

2020 年 3 月 16 日复诊：自诉部分红斑丘疹变暗褐色，水疱干燥结痂，无新出皮损，疼痛较前减轻，仍感乏力，睡眠尚可，大便调，小便稍黄。

在前方的基础上去掉大黄，继服七剂。

2020 年 3 月 23 日复诊：自诉皮损完全消退，原皮损处遗留少量色素沉着斑，偶有微痛，睡眠转佳，饮食二便调。舌淡苔薄黄，脉沉弦。在上方基础上去龙胆草、黄芩、栀子、板蓝根、连翘、蒲公英、马齿苋，加桃仁 12 g、红花 12 g、川芎 15 g、当归 20 g，增加原方活血化瘀之功，继服七剂，巩固疗效。电话随访 1 个月，疼痛完全消失，食纳睡眠正常，色素斑片消失。

（按）患者此时属于疾病的急性期。方中龙胆草既能泻肝胆实火、又能利肝经湿热；黄芩、栀子苦寒泻火、燥湿清热；板蓝根、大青叶、蒲公英、金银花、白鲜皮、连翘、马齿苋、赤芍均具有清热作用，相协使清热解毒、散瘀止痛、消肿散结之效增强；方中苦寒燥湿居多恐其伤阴，故加生地黄养血滋阴，使邪去阴血不伤；柴胡有解热、镇静、镇痛作用，又可引药入肝经；延胡索活血行气止痛，甘草调和诸药。

案五

谭某，男，72岁，2020年1月3日初诊。

现病史：因"左侧颞顶部疼痛3月"就诊。患者3月前左侧颈部及前胸部出现簇状红斑、丘疹、水疱，疼痛剧烈，在其他医院以带状疱疹治疗，具体治疗措施不详。现因皮损消退至今持续疼痛，遂来本院就诊。症见：原病发部位皮损消退，可见点片状暗褐色色素沉着斑，疼痛呈持续性隐痛，阵发性刺痛，昼轻夜重，影响休息。精神差，乏力，口干，食纳差，睡眠不佳，大便秘结，3日一行，小便正常。舌暗红有少量瘀点，苔薄白花剥，脉沉弦。

中医诊断：带状疱疹后遗神经痛，证属气阴两虚、气滞血瘀。治以益气养阴、行气活血。

方用：

当归 14 g	川芎 15 g	白芍 15 g	乳香 6 g
没药 6 g	丹参 15 g	红花 12 g	桃仁 12 g
延胡索 20 g	川楝子 12 g	柴胡 14 g	白芷 14 g
全蝎 3 g	麦冬 15 g	生地黄 15 g	陈皮 12 g
三七粉 3 g（冲服）	丝瓜络 12 g	忍冬藤 15 g	
甘草 9 g	蜈蚣 2 条	大黄 9 g（后下）	
酸枣仁 15 g	黄芪 25 g		

中药七剂，免煎颗粒，日一剂，水煎服。

2020年1月10日复诊：自觉疼痛较前减轻，夜休欠佳，饮食尚可，二便正常。在前方的基础上去掉大黄，加磁石15 g（先煎），磁石能平肝潜阳、安神镇惊，加强本方的安神之效，提高患者睡眠质量，以助正气恢复。

2020年1月10日再诊：上方服药十四剂，疼痛基本消失，夜眠转佳，局部触痛消失。上方去陈皮、丝瓜络、忍冬藤、蜈蚣、全蝎，继服7剂，巩固疗效。随访1个月，疼痛消失，食纳睡眠正常，原患处色素沉着斑消退。无再发作。

（按）患者属于后遗神经痛阶段。方中当归、川芎、桃仁、红花、丹参能养血活血，调经络，祛瘀止痛，通过改善局部微循环减轻炎症反应促进血液流动，使得病情得以缓解；白芍、乳香、没药、延胡索联用活血行气止痛；川楝子、三七理气止痛，气血得行则疼痛渐止；陈皮理气健脾、燥湿化痰，使脾健则无源生湿生痰；丝瓜藤、忍冬藤能活血祛风通络；蜈蚣解毒散瘀、通络止痛，加强通络之效；甘草调和诸药。诸药合用可以清热解毒、行气止痛、活血化瘀，达到通经活络益气养血的目的。

案六

汤某，男，50岁，2019年4月2日初诊。

现病史：因"左侧颜面部疼痛半月"就诊。患者自诉半月前左侧头面出现疼痛，继则左侧额头及发际处出现疱疹，于当地医院就诊，诊断为带状疱疹，当时予以抗病毒及消炎治疗，治疗后疱疹结痂，但左侧头面仍时有疼痛，晚上无法入睡，眼睛红肿疼痛，分泌物多，严重时影响日常生活，舌质黯淡，苔黄，脉弦。

中医诊断：带状疱疹，证属外感湿热邪毒、气血凝滞。治以祛毒清热利湿。

方用：

黄芪 30 g	生地黄 30 g	当归 30 g	川芎 20 g
白芍 20 g	金银花 30 g	白花蛇舌草 30 g	连翘 30 g
皂角刺 15 g	细辛 3 g	全蝎 10 g	大蜈蚣 1 条
吴茱萸 15 g	藁本 15 g	炙甘草 10 g	

共六剂，水煎服，日一剂，每剂分两次温服。

2019年4月8日复诊：诉左侧头部和额部疼痛明显减轻，无抽痛放射痛，晚上可以睡眠，眼部肿痛减轻，分泌物减少及鼻部的一部分皮肤仍有少量疼痛。

根据患者症状另拟方：四逆散和牵正散加减。

处方：

柴胡 15 g	白芍 15 g	枳壳 15 g	炙甘草 15 g
僵蚕 10 g	全蝎 10 g	白附子 10 g	骨碎补 10 g
升麻 6 g	菊花 30 g		

日一剂，每剂分两次温服。

六剂后，患者诉症状消失，无其他不适。回访1个月，无复发。

（按）带状疱疹多在体质虚的时候感染病毒而发病，所以，首先在运用四物汤基础上加黄芪达到气血双补，提升正气。因此，病毒邪较盛，又大量运用清热解毒透邪药，以解毒邪。当带状疱疹发生在头面部，属中医少阳之邪，会引起三叉神经痛及眼睛角膜炎等眼部疾患，对患者生活影响较大，须运用上方加减提升患者正气，祛邪，止痛。症状得到缓解后，用四逆散和牵正散加减加强治疗，以达到祛风通络、和解表里、调理气血的作用。四逆散可以疏利肝胆、调畅气机、透邪解热、调理脾胃、通经散结、舒缓挛急、活血止痛等。牵正散是中医治疗面瘫的传统方剂，对带状疱疹引起三叉神经痛亦有良效，虽牵正散诸药均药性辛燥，易化火动风，耗气动血，伤及肝脾，但配合四逆散中的芍药、甘草可以制其辛燥之性，且芍药甘草汤本有缓急止痛、调和肝脾之功。再加上升麻引药上行，菊花清肝明目，骨碎补健脾补肾、强筋骨、通经络。

三、湿疹

案七

刘某，男，45岁，2018年7月21日初诊。

现病史：因"周身发疹伴瘙痒10余天"就诊。患者1周前食辛辣饮酒后，周身发疹，伴剧烈瘙痒，外院诊断为"过敏性皮炎"，予地塞米松（10 mg）及氯雷他定片治疗5天，皮疹逐渐消退，瘙痒减轻，停药2天后病情反复，再口服氯雷他定片及酮替芬片，效果不佳。周身泛发红斑、斑丘疹，见抓痕、糜烂、渗液，舌质红，苔薄黄腻，脉浮数。

中医诊断：急性湿疹，证属风热湿蕴。治以清热除湿、疏风止痒。

方用：

薏苡仁 30 g	石膏 30 g	磁石 30 g	生地黄 15 g
知母 15 g	黄芩 15 g	地肤子 15 g	苦参 15 g
白鲜皮 15 g	黄柏 15 g	荆芥 12 g	防风 12 g
苍术 12 g	飞扬草 10 g	蝉蜕 10 g	甘草 6 g

共二剂，水煎服，日一剂，每剂分两次温服。

外洗处方：

百部 30 g	苦参 30 g	徐长卿 15 g	地肤子 15 g
蛇床子 15 g	忍冬藤 30 g	野菊花 30 g	苍耳子 16 g
荆芥穗 15 g	白鲜皮 30 g	丹参 15 g	乌梢蛇 15 g
飞扬草 30 g	马齿苋 30 g	蒲公英 15 g	

共三剂，日一剂，每日一次。

2018 年 7 月 24 日复诊：诉症状缓解，瘙痒减轻，大便通畅，夜可入眠。于上方加赤芍、牡丹皮各 15 g，再予口服 1 周，皮疹大部分消退，无明显瘙痒，纳可，二便调。于上方去石膏、灵磁石、蝉衣，加茯苓、白术各 12 g，调理 1 周，基本痊愈。随访 1 个月，未见病情反复。

（按）患者食辛辣饮酒，致使湿热内蕴。《备急千金要方》有云："风邪客于肌中，则肌虚，真气发散，又挟寒搏皮肤，外发腠理，开毫毛，淫气妄行，则为痒也。"凡风邪客于肌肤，可致使营卫不和而作痒。风、湿、热相兼为患，风引湿、热之邪外发腠理，浸淫肌肤，故患者周身红斑，斑丘疹，糜烂渗液，大便黏腻不爽，小便黄。因此，在治疗湿疹时，在清热、祛湿的同时，当兼祛风，风祛则痒止，方用消风散加减。石膏、知母、清热泻火，生地黄、赤芍、牡丹皮清热凉血，薏苡仁、地肤子、苦参、白鲜皮、苍术、黄芩、黄柏除湿止痒，荆芥、防风、蝉蜕和飞扬草疏风止痒，再辅以磁石重镇止痒。诸药相合，风散湿热除，瘙痒自止。后期再加白术、茯苓健脾利湿，以防湿浊内生，病情反复。

案八

周某，男，37 岁，2019 年 10 月 18 日初诊。

现病史：因"周身反复发疹伴瘙痒 5 年"就诊。自诉周身瘙痒，食欲尚可，大便干燥，小便黄。周身泛发红斑、丘疹，部分皮损粗糙肥厚、似苔藓样，见抓痕，结痂。舌质红、苔薄黄，脉弦细。

中医诊断：慢性湿疹，属血虚风燥。治以养血润燥、清热祛风止痒。

方用：

生地黄 30 g	牡丹皮 15 g	丹参 15 g	黄芩 15 g
地肤子 15 g	当归 12 g	赤芍 12 g	白芍 12 g
蒺藜 12 g	防风 12 g	徐长卿 12 g	苍术 12 g
甘草 9 g			

共五剂，水煎服，日一剂，每剂分两次温服。

外洗处方：

百部 30 g	苦参 30 g	徐长卿 15 g	地肤子 15 g
蛇床子 15 g	忍冬藤 30 g	野菊花 30 g	大黄 16 g
荆芥穗 15 g	白鲜皮 30 g	丹参 15 g	乌梢蛇 15 g
飞扬草 30 g	马齿苋 30 g	蒲公英 15 g	

日一剂,每日一次。

2019年10月23日复诊:诉瘙痒明显减轻,胃纳可,二便调。上方加白鲜皮、苦参各15 g,再服1周,病情明显好转,未见新发皮疹。于上方随证加减治疗1个月余,基本痊愈。随访3月,未见复发。

(按)患者慢性湿疹,迁延日久,湿浊内蕴,化热伤津;津亏血燥,生风作痒。故可见患者周身泛发红斑或淡暗红斑,丘疹,皮损粗糙肥厚、似苔藓样,大便干燥,小便黄,舌质红、苔薄黄,脉弦细。李中梓的《医宗必读》言:"治风先治血,血行风自灭。"宜当归饮子或四物汤合消风散主之。当治以养血润燥、清热祛风止痒。生地黄、当归、白芍养血润燥,黄芩、地肤子、蒺藜、防风、徐长卿清热祛风止痒,苍术、白鲜皮、苦参祛湿止痒,湿热病久当有瘀血,加牡丹皮、丹参、赤芍,清热凉血活血,诸药相合,共奏养血润燥、清热祛风止痒之功。

慢性湿疹迁延日久,风伏经络,常用祛风药要么不能达至病所,要么力不能及,患者瘙痒不止,而虫类药物具有搜风通络之功效。因此,在瘙痒难止之时,加入虫类药物可以通络搜风止痒。蛇性走窜,善行而无处不到,故能引诸风药至病所,自脏腑而达皮毛。如乌梢蛇甘咸而温,专入肝经,有祛风攻毒之功,且能引药直达病所。全蝎善走窜,入肝经,走而不守,能息内外表里之风,亦能引诸风药入达病所。但虫类药物作为异型蛋白,本身也是一种致敏原,因此,应用时一定要小剂量、个体化。

案九

褟某,女,76岁,2017年10月12日初诊。

因"周身发疹伴剧烈瘙痒3年"就诊。患者3年来周身反复发疹,伴剧烈瘙痒,曾多次于外院诊断为湿疹,予氯雷他定片、西替利嗪片或酮替芬片,外用艾洛松或卤米松,或相应中药等治疗,病情反复。患者就诊之时,诉瘙痒明显,夜寐欠佳,纳可,二便调。周身泛发红斑、丘疹,皮肤粗糙,有抓痕、结痂,舌红,苔薄,脉细缓。

中医诊断:慢性湿疹,证属血虚风燥。治以养血润燥、搜风止痒。

方用:

熟地黄15 g	当归15 g	白芍15 g	制首乌15 g
地肤子15 g	川芎12 g	蒺藜12 g	防风12 g
白术12 g	炙甘草9 g	磁石30 g	珍珠母30 g

黄芪 30 g

共五剂，水煎服，日一剂，每剂分两次温服。

外洗处方：

百部 30 g	苦参 30 g	徐长卿 15 g	地肤子 15 g
蛇床子 15 g	当归尾 30 g	野菊花 30 g	大黄 16 g
荆芥穗 15 g	白鲜皮 30 g	丹参 15 g	乌梢蛇 15 g
飞扬草 30 g	马齿苋 30 g	蒲公英 15 g	

日一剂，每日一次。

2017 年 10 月 17 日复诊：自诉症状缓解，瘙痒稍缓解。上方加乌梢蛇 9 g、蝉蜕 6 g。再服 1 周，患者瘙痒明显减轻，且未见其他不适。按原法随症加减，治疗 1 个月，患者皮疹消退，基本无瘙痒。遂于上方去磁石、珍珠母、乌梢蛇、蝉蜕、川芎，加旱莲草、女贞子各 12 g，调理 1 个月停药，随访 3 个月，患者病情稳定，未见复发。

（按）患者为中老年女性，"任脉虚，太冲脉衰少，天癸竭"，精血同源，精亏则血虚；病情迁延日久，气血亏虚，血虚化燥生风，风胜则痒。此时治疗，当以养血祛风止痒。方选当归饮子加减。当归饮子养血祛风，辅以灵磁石、珍珠母重镇安神止痒。患者病久，风伏经络，予上述药物治疗后，仍有瘙痒，此时只用养血风止则痒亦消。

四、荨麻疹

案十

陈某，男，30 岁，2017 年 8 月 7 日初诊。

现病史：因"四肢皮肤红疹、瘙痒 1 周余"就诊，患者 1 周前开始出现四肢皮肤红疹、瘙痒，入夜痒甚，纳可，不耐空调之寒，大小便正常。有慢性咽痛病史，长期服用蛇胆陈皮散治疗，平素压力大，时有大便稀软。舌红，舌底瘀滞呈中重度，舌根苔剥落，苔薄白，脉缓。

中医诊断：急性荨麻疹，证属表里俱虚、脾虚卫表不固。治以益气补脾。

方用：

| 黄芪 30 g | 白术 15 g | 防风 6 g | 艾叶 10 g |
| 藿香 10 g | 葛根 15 g | 桂枝 10 g | 白芍 10 g |

地龙 10 g	蒺藜 30 g	马齿苋 10 g	苏叶 10 g
蝉蜕 6 g	地肤子 30 g	白鲜皮 30 g	乌梢蛇 30 g
炙甘草 10 g	生姜 5 片	红枣 6 个	

共四剂，水煎服，日一剂，每剂分两次温服。

2017年8月12日复诊：患者服药后皮疹减退，现感咽痛持续，纳可，二便调，睡眠时好时差，疲倦劳累时不耐空调、喷嚏较多，舌边尖红，苔薄白，舌底瘀减，脉缓，咽充血。方一：桂枝10 g、白芍10 g、黄芪30 g、白术15 g、当归10 g、川芎6 g、炙甘草6 g、防风6 g、木蝴蝶10 g、薄荷2 g（后下）、锦灯笼5 g、制首乌30 g、乌梢蛇30 g、蒺藜30 g、蝉蜕6 g、地肤子30 g、白鲜皮15 g、生姜3片、大枣5个。四剂，水煎服，日一剂，煎3次，服一日半。方二：另以法半夏50 g，每天用5 g，用陈醋50 g、水50 mL煮，水开后小火煮10分钟后停火，待药温时取鸡蛋1个，加入鸡蛋清，搅拌混匀后1日内慢慢含服。连续10日。电话随访6个月未复发。

（按）患者脾虚卫表不固，易引外邪侵袭体表引发荨麻疹。对于肌表卫气不固的荨麻疹患者，运用玉屏风散加减具有很显著的疗效。苦酒汤中仅有法半夏一味中药，与鸡蛋清同食，功用为燥湿化痰、活血祛瘀、消肿止痛，主治痰湿结聚、气血瘀滞。方中桂枝汤、艾叶、生姜均为治疗皮肤病的常用疏风散寒方药。现代社会夏天室内常使用空调，受凉的机会较多，故多用疏风散寒的方法。

案十一

陈某，女，35岁，2019年8月16日初诊。

现病史：因"慢性荨麻疹20余年"就诊。患者不耐受牛奶，易腹泻，知饥乏味，饮食多少受情绪影响；每于半夜咽痒，咯痰清白；倦怠；时梦中有窒息感，易失眠、心烦；自幼咳嗽，哮喘，支气管扩张有咯血史，迄今每年作咳1次，约月余方舒；曾有抑郁症；结婚10年未孕。面萎黄，声低气怯，舌淡红有印苔白腻，脉右沉微左细弱。

中医诊断：慢性荨麻疹，证属脾阳不足、寒湿内蕴。治以温补脾阳。

方用：

| 茯苓 15 g | 五味子 10 g | 干姜 10 g | 细辛 7 g |
| 炙麻黄 7 g | 附子 10 g（先煎） | 紫河车 30 g | 蛤蚧 1 对 |

红参 10 g（另炖）　　炒白术 30 g　　　黄芪 45 g　　　山茱萸 30 g

乌梅 15 g　　　　　　白果 30 g　　　　紫苑 12 g　　　款冬花 12 g

炙甘草 10 g　　　　　制黄精 15 g

共七剂，水煎服，日一剂，每剂分两次温服。

2019 年 8 月 23 日复诊：患者初服 2 剂，日泄 9 次，后几剂日泄 5 次，现大便日 2 次。服药后胸闷减轻，荨麻疹发作减少。月经刚净，行经时感疲乏。咽痒咳嗽减，夜咳重，有痰，色白；纳稍增；夜眠好转，多梦。面萎黄，声低气怯。舌淡有印，无瘀，脉沉微。处方：守方减乌梅量，加肉豆蔻，改焦术 30 g，附子、干姜各加至 15 g，合附子理中丸。即茯苓 15 g、五味子 10 g、干姜 15 g、细辛 7 g、炙麻黄 7 g、附子 15 g（先煎）、紫河车 20 g、蛤蚧 1 对、红参 10 g（另炖）、白术 30 g、黄芪 45 g、山茱萸 30 g、乌梅 10 g、白果 30 g、紫苑 10 g、款冬花 10 g、炙甘草 15 g、制黄精 10 g、肉豆蔻 10 g。七剂，水煎服，日一剂。

2019 年 9 月 1 日复诊：患者服药后荨麻疹轻痒，划痕症阳性。大便日二行，成软条黏便。一般情况改善，唯胸闷、气不足以息。近作口疮 1 个，近愈。脉沉缓耐按，舌印渐失，苔白。方药调整为：附子 10 g（先煎）、干姜 15 g、茯苓 15 g、细辛 7 g、五味子 10 g、炙甘草 10 g、紫河车 20 g、黄芪 60 g、焦白术 30 g、山茱萸 30 g、白果 30 g、紫苑 10 g、款冬花 10 g、制黄精 10 g、乌梅 7 g、肉豆蔻 10 g、蛤蚧 1 对、肉桂 2 g、炙麻黄 7 g。七剂，水煎服，日一剂。

2019 年 9 月 9 日复诊：服药后未记录病情变化。处方调整为巴戟天 20 g、淫羊藿 20 g、菟丝子 12 g、补骨脂 20 g、附子 10 g（先煎）、干姜 10 g、黄芪 60 g、炒白术 30 g、山茱萸 30 g、白果 30 g、紫苑 10 g、款冬花 10 g、制黄精 15 g、乌梅 7 g、肉豆蔻 10 g、肉桂 2 g、炙甘草 10 g、蛤蚧 1 对、核桃 30 g。十五剂，水煎服，日一剂。

2019 年 9 月 25 日复诊：患者服药后咳喘未作，能耐受较大运动量。停用红参后眼屎多及全身疹消。语音转洪亮，体重增加。大便呈软条，已可喝牛奶。皮肤划痕症阳性，但未作风团。纳一般，寐欠安较前好转，仅感入睡难。脉稍沉耐按，舌有齿痕舌底无瘀，苔薄白。处方调整为百合 12 g、紫苏叶 10 g、炙甘草 10 g、陈皮 10 g、茯神 30 g、姜半夏 30 g、黄连 10 g、竹茹 10 g、枳实 10、夏枯草 10 g、甘松 10 g、苦参 10 g、天竺黄 10 g。三剂，水煎服，日一剂。

随访到 2016 年 9 月 15 日，皮肤病未发作，仅大便稀软日 3 次。

（按）患者自幼体弱多病，咳喘、咯血、久病肺、脾、肾三脏均亏虚，经温肺化痰、温脾肾、固本纳气治疗，用苓甘五味姜辛汤、麻附、河车、蛤蚧、红参保元、山茱萸等药物后，病情逐步改善。患者脾阳不足，寒从中生，聚湿成饮，寒饮犯肺所致。在治疗过程中，始终配合血肉有情之物治疗，加上患者得到良好的身心休息，脏腑亏虚渐渐好转，荨麻疹随着脏腑功能恢复而不再发作，病情很快得到改善。

案十二

郑某，女，45 岁，2018 年 5 月 7 日初诊。

现病史：因"反复皮肤起红疹风团瘙痒 5 个月"就诊。现在患者发则皮肤呈片状凸起红肿瘙痒，每日均发，遇风加重并见喷嚏，纳可，寐差（夜间痒甚），二便调，月经调，自幼皮肤过敏，舌胖舌底瘀，苔腻，脉缓弱。

中医诊断：荨麻疹，证属气血不足、感受风寒湿夹瘀在表。治以益气养血、祛风寒湿。

方用：

黄芪 30 g	白术 15 g	防风 10 g	桂枝 15 g
白芍 15 g	荆芥 10 g	蝉蜕 10 g	地龙 10 g
紫苏叶 10 g	马齿苋 10 g	当归 10 g	生地黄 10 g
白鲜皮 15 g	地肤子 15 g	蒺藜 15 g	炙草 10 g
生姜 5 片	红枣 6 个		

共四剂，水煎服。每剂药煎 3 次，服 1 日半。

外用处方：

忍冬藤 30 g	百部 30 g	苦参 30 g	地肤子 15 g
蛇床子 15 g	当归 10 g	防风 10 g	野菊花 30 g
荆芥穗 15 g	白鲜皮 30 g	飞扬草 30 g	马齿苋 30 g
艾叶 15 g	蒲公英 30 g		

煎汤水洗，日一剂，每日一次。

2018 年 5 月 14 日复诊：患者服药期间困倦欲眠，仍每日散发红疹，呈片状高出皮肤，较前凸起稍减，口苦、口气重，纳可，二便调。舌淡胖、舌底瘀，苔腻，脉缓弱，末次月经 2018 年 5 月初。方药调整：黄芪

20 g、炒白术 15 g、防风 10 g、桃仁 10 g、红花 10 g、归尾 10 g、川芎 6 g、赤芍 15 g、生地黄 12 g、乌梢蛇 30 g、白藓皮 30 g、地肤子 30 g、蒺藜 30 g、马齿苋 10 g、地龙 10 g、甘草 10 g。四剂，水煎服。每剂药煎 3 次，服 1 日半。

2018 年 5 月 25 日复诊：患者药后疹减。近日难入眠，夜间口干、口气重。纳可，二便调。舌苔薄白，脉缓。方药调整：乌梢蛇 30 g、首乌 15 g、地龙 10 g、蒺藜 30 g、地肤子 30 g、防风 12 g、浮萍 10 g、蛇蜕 6 g、生地黄 15 g、马齿苋 10 g、当归 10 g、赤芍 10 g、牡丹皮 6 g、徐长卿 12 g、白藓皮 30 g、甘草 10 g。四剂，水煎服。每剂药煎 3 次，服 1 日半。

2018 年 6 月 4 日复诊：服热汤汗出后风疹块出，内衣裤皮筋处易起疹，眠可，夜间口干、口气重减轻，打喷嚏，流涕减，纳可，二便调，舌苔薄白，脉沉。方药调整：路路通 10 g、防风 10 g、黑荆芥 8 g、马齿苋 10 g、蝉蜕 6 g、乌梅 10 g、乌梢蛇 30 g、首乌 30 g、地龙 10 g、当归 10 g、生地黄 15 g、赤芍 12 g。共五剂，水煎服，每剂药煎 3 次，服 1 日半。随访至 2016 年 9 月 15 日，4 年中荨麻疹短暂发作两次服中药后可迅速缓解，后未再作。

（按）桂枝汤见于《伤寒论》，"太阳中风，阳浮而阴弱，阳浮者，热自发；阴弱者，汗自出。啬啬恶寒，淅淅恶风，翕翕发热，鼻鸣干呕者，桂枝汤主之"。其症状主要为"热自发""汗自出，啬啬恶寒，淅淅恶风，翕翕发热，鼻鸣干呕"。本例初诊时，加减运用玉屏风散以益气固表。方用荆芥、蝉蜕、地龙、蒺藜息风通络止痒；马齿苋、白藓皮、地肤子、祛湿止痒；根据"治风先治血，血行风自灭"理论，加入生地黄、当归、白芍清热养血；紫苏叶祛外邪。二诊时患者服黄芪仍感困倦，本当神增，但反困倦，说明患者疲倦过度，当顺应人体反应增加休息。三诊患者难入眠，考虑黄芪性温，易使气上浮、易燥，故减去黄芪。本方较上方去活血药，加祛风药。患者服药初发疹增多则是湿邪出于表，而患者难入眠，夜间口干、口气重，则是火热较甚，所以应加重清热药。

第四章 学术成果

第一节 工作室成员科研项目
（2016—2021年）

工作室成员在2016—2021年期间的科研项目见表4-1。

表4-1 工作室成员科研项目（2016—2021年）

序号	项目种类	项目名称	负责人
1	国家自然科学基金面上项目（No. 81973830）	基于Caspase-1探索毛冬青皂苷抑制心梗后心肌细胞焦亡的机制	张双伟
2	国家自然科学基金面上项目（No. 81874418）	基于AMPK途径探索高血压血瘀证血管内皮功能障碍及丹参防治的机制	张竞之
3	国家自然科学基金面上项目（No. 81774100）	补阳还五汤中激活ALDH2抗心梗后心肌细胞凋亡的物质基础研究	刘彬
4	国家自然科学基金青年项目（No. 82004104）	基于STAT3/PD-L1信号通路探索大黄改善肝癌免疫微环境的作用机制和物质基础	谭章斌
5	国家自然科学基金青年项目（No. 81704107）	基于肠道菌群驱动LPS/TLR4通路研究电针、小檗碱对PCOS模型大鼠的治疗机理	郑艳华

（续上表）

序号	项目种类	项目名称	负责人
6	中国博士后科学基金面上项目（No. 2020M682678）	大黄靶向 c-Met 和 VEGFR2 抗肝癌作用机制及物质基础研究	谭章斌
7	中国博士后科学基金面上项目（No. 2018M643053）	miR-1283 在高血压病血瘀证形成中的机制研究	陈瑞雪
8	广东省基础与应用基础研究基金重点项目（No. 2019B1515120026）	基于 TGFBR1/SP1 正反馈回路探索桃红四物汤防治心梗后心肌纤维化的机制及物质基础	刘彬
9	广东省基础与应用基础研究基金区域联合青年基金项目（No. 2019A1515110367）	基于 FGFR1/STAT3/FGF8 正反馈回路探索大黄抗肝癌的作用机制	谭章斌
10	广东省省级科技计划项目（No. 2017A020215115）	基于 AMPK/mTOR 途径诱导自噬探讨 10－姜酚抑制血管平滑肌细胞增殖机制	张竞之
11	广东省省级科技计划项目（No. 2016A020215167）	中医心系亚健康状态症状证候多维相关研究	张双伟
12	广东省中医药管理局重点项目（No. 20213012）	基于 NRF2 通路探索高血压瘀证管内皮功能障碍的机制及丹参防治	张竞之

第二节 工作室成员研究成果
（2016—2021年）

一、外文期刊

[1] **Bo Deng**, Xiao-Li Jiang, **Zhang-Bin Tan**, Min Cai, Sui-Hui Deng, **Wen-Jun Ding**, **You-Cai Xu**, Yu-Ting Wu, **Shuang-Wei Zhang**, Rui-Xue Chen, Jun Kan, En-Xin Zhang*, **Bin Liu***, **Jing-Zhi Zhang***. Dauricine inhibits proliferation and promotes death of melanoma cells via inhibition of Src/STAT3 signaling. Phytotherapy Research. 2021：1–12.

[2] Wu Yu-Ting, Xie Ling-Peng, Hua Yue, Xu Hong-Lin, Chen Guang-Hong, Han Xin, **Tan Zhang-Bin**, Fan Hui-Jie, Chen Hong-Mei, Li Jun, **Liu Bin***, Zhou Ying-Chun*. Tanshinone I Inhibits oxidative stress-induced cardiomyocyte injury by modulating Nrf2 signaling. Frontiers in Pharmacology. 2021, 12：754.

[3] **Zhang-Bin Tan**#, Xiao-Li Jiang#, Wen-Yi Zhou#, **Bo Deng**, Min Cai, Sui-Hui Deng, You-Cai Xu, Wen-Jun Ding, Guang-Hong Chen, Rui-Xue Chen, Shuang-Wei Zhang, Ying-Chun Zhou*, **Bin Liu***, **Jing-Zhi Zhang***. Taohong siwu decoction attenuates myocardial fibrosis by inhibiting fibrosis proliferation and collagen deposition via TGFBR1 signaling pathway. Journal of Ethnopharmacology. 2021 Jan 16；270：113838.

[4] Hiu-Yee Kwan*, **Bin Liu***, Chun-Hua Huang, Sarwat Fatima, Tao Su, Xiao-Shan Zhao, Alan H. M. Ho, Quan-Bin Han, Xian-Jing Hu, Rui-Hong Gong, Min-Ting Chen, Hoi Leong Xavier Wong and Zhao-Xiang Bian*. Signal transducer and activator of transcription-3 drives the high-fat diet-associated prostate cancer growth. Cell Death and Disease. 2019 Sep 2；10（9）：637.

[5] Ya-Ping Wang, Xiu-Qiong Fu, Cheng-Le Yin, Ji-Yao Chou, Yu-Xi Liu, Jing-Xuan Bai, Ying-Jie Chen, Ying Wu, Jia-Ying Wu, Xiao-Qi Wang, **Bin Liu***, Zhi-Ling Yu*. A traditional Chinese medicine formula inhibits

tumor growth in mice and regulates the miR-34b/c-Met/β-catenin pathway. Journal of Ethnopharmacology. 2020 Jun 4; 260: 113065.

[6] Hui-Jie Fan, Zhang-Bin Tan, Yu-Ting Wu, Xiao-Reng Feng, Yi-Ming Bi, Ling-Peng Xie, Wen-Tong Zhang, Zhi Ming, **Bin Liu***, Ying-Chun Zhou*. The role of ginsenoside Rb1, a potential natural glutathione reductase agonist, in preventing oxidative stress-induced apoptosis of H9C2 cells. Journal of Ginseng Research. 2020; 44 (2): 258–266.

[7] Kai-Li Lin[#], **Bin Liu**[#], Sze-Lam Lim, Xiu-Qiong Fu, Stephen C. -W. Sze, Ken K. -L. Yung*, Shi-Qing Zhang*. 20 (S) -protopanaxadiol promotes the migration, proliferation, and differentiation of neural stem cells by targeting GSK-3β in the Wnt/GSK-3β/β-catenin pathway. Journal of Ginseng Research. 2020 May; 44 (3): 475–482.

[8] **Jing-Zhi Zhang**, **Bo Deng**, Xiao-Li Jiang, Min Cai, Ning-Ning Liu, **Shuang-Wei Zhang**, Yong-Zhen Tan, Gui-Qiong Huang, Wen Jin, **Bin Liu***, Shi-Ming Liu*. All-trans-retinoic acid suppresses neointimal hyperplasia and inhibits vascular smooth muscle cell proliferation and migration via activation of AMPK signaling pathway. Frontiers in Pharmacology. 2019 May 9; 10: 485.

[9] Yu-ting Wu, Yi-Ming Bi, **Zhang-Bin Tan**, Ling-Peng Xie, Hong-Lin Xu, Hui-Jie Fan, Hong-Mei Chen, Jun Li, **Bin Liu***, Ying-Chun Zhou*. Tanshinone I inhibits vascular smooth muscle cell proliferation by targeting insulin-like growth factor-1 receptor/phosphatidylinositol-3-kinase signaling pathway. European Journal of Pharmacology. 2019 Mar 13; 853: 93–102.

[10] **Zhang-BinTan**, Hui-JieFan, Yu-TingWu, Ling-PengXie, Yi-MingBi, Hong-LinXu, Hong-MeiChen, JunLi, **BinLiu***, Ying-ChunZhou*. Rheum palmatum extract exerts anti-hepatocellular carcinoma effects by inhibiting signal transducer and activator of transcription 3 signaling. Journal of Ethnopharmacology. 2019 (232), 62–72.

[11] Rui-Xue Chen, Ya Xiao, Ming-Hao Chen, Jing-Yi He, Meng-Tian Huang, Xi-Tao Hong, Xin Liu, Tao-Ran Fu, **Jing-Zhi Zhang** and Li-Guo Chen. A traditional Chinese medicine therapy for coronary heart

disease after percutaneous coronary intervention: a meta-analysis of randomized, double-blind, placebo-controlled trials. Bioscience Reports. 2018 Oct 17; 38 (5). pii: BSR20180973.

[12] Yi-ming Bi, Yu-ting Wu, Ling Chen, **Zhang-bin Tan**, Hui-jie Fan, Ling-peng Xie, Wen-tong Zhang, Hong-mei Chen, Jun Li, **Bin Liu*** and Ying-chun Zhou*. 3, 5-Dicaffeoylquinic acid protects H9C2 cells against oxidative stress-induced apoptosis via activation of the PI3K/Akt signaling pathway. Food & Nutrition Research. 2018 Oct 12; 62.

[13] Yu-Ting Wu, Ling Chen, **Zhang-Bin Tan**, Hui-Jie Fan, Ling-Peng Xie, Wen-Tong Zhang, Hong-Mei Chen, Jun Li, **Bin Liu*** and Ying-Chun Zhou*. Luteolin inhibits vascular smooth muscle cell proliferation and migration by inhibiting TGFBR1 signaling. Front Pharmacol. 2018 Sep 21; 9: 1059.

[14] Hui-Jie Fan, Ze-Ping Xie, Zi-Wen Lu, **Zhang-Bin Tan**, Yi-Ming Bi, Ling-Peng Xie, Yu-Ting Wu, Wen-Tong Zhang, Kevin Liu-Kot, **Bin Liu***, Ying-Chun Zhou*. Anti-inflammatory and immune response regulation of Si-Ni-San in 2, 4-dinitrochlorobenzene-induced atopic dermatitis-like skin dysfunction. Journal of Ethnopharmacology. 2018 Apr 24; 222: 1 – 10.

[15] Gui-Qiong Huang, Xiao-Fang Huang, Min Liu, Yue Hua, **Bo Deng**, Wen Jin, Wen Yan, **Zhang-Bin Tan**, Yi-Fen Wu, **Bin Liu*** and Ying-Chun Zhou*. Secoisolariciresinol diglucoside prevents the oxidative stress-induced apoptosis of myocardial cells through activation of the JAK2/STAT3 signaling pathway. International Journal of Molecular Medicine. 2018 Jun; 41 (6): 3570 – 3576.

[16] Yue Hua, Hong-Mei Chen, Xin-Yun Zhao, Min Liu, Wen Jin, Wen Yan, Yi-Fen Wu, **Zhang-bin Tan**, Hui-Jie Fan, Yu-Ting Wu, Ling-Peng Xie, Wen-Tong Zhang, **Bin Liu***, Ying-Chun Zhou*. Alda-1, an aldehyde dehydrogenase-2 agonist, improves long-term survival in rats with chronic heart failure following myocardial infarction. Molecular Medicine Reports. 2018 Sep; 18 (3): 3159 – 3166.

[17] **Bin Liu**, Xiu-Qiong Fu, Ting Li, Tao Su, Hui Guo, Pei-Li Zhu,

Anfernee Kai-Wing Tse, Shi-Ming Liu*, Zhi-Ling Yu*. Computational and experimental prediction of molecules involved in the anti-melanoma action of berberine. Journal of Ethnopharmacology. 2017; 208: 225-235.

[18] Zhang Tao, Hua Yue, Luo Hao, Chen Hongmei, Shao Meng, Fu Xiuqiong, John Man-Tak Chu, Huang Guiqiong, **Liu Bin***, Zhou Yingchun*, Differential gene expression profile of Buyanghuanwu decoction in rats with ventricular remodeling post-myocardial infarction, Journal of Traditional Chinese Medicine, 37 (3), 2017, 341-354.

[19] **Shuang-Wei Zhang**, Yu Liu, Fang Wang, Jiao Qiang, Pan Liu, Jun Zhang, and Jin-Wen Xu. Ilexsaponin A attenuates ischemia-reperfusion-induced myocardial injury through anti-apoptotic pathway. PLoS One. 2017 Feb 9; 12 (2): e0170984.

[20] Jin-Hua He, Bao-Xia Li, Ze-Ping Han, Mao-Xian Zou, Li Wang, Yu-Bing Lv, Jia-Bin Zhou, Ming-Rong Cao, Yu-Guang Li, **Jing-Zhi Zhang***. Snail-activated long non-coding RNA PCA3 up-regulates PRKD3 expression by miR-1261 sponging, thereby promotes invasion and migration of prostate cancer cells. Tumor Biology. 2016 (37), 12, 16163-16176.

[21] **Bin Liu**, Ning-Ning Liu, Wei-Hua Liu, Shuang-Wei Zhang, **Jing-Zhi Zhang**, Ai-Qun Li, Shi-Ming Liu. Inhibition of lectin-like oxidized low-density lipoprotein receptor-1 reduces cardiac fibroblast proliferation by suppressing GATA Binding Protein 4. Biochemical and Biophysical Research Communications. 2016; 475 (4): 329-334.

[22] **Bin Liu**[#], **Jing-Zhi Zhang**[#], Wei-Hua Liu, Ning-Ning Liu, Xiu-Qiong Fu, Hiu-Yee Kwan, Shao-Jun Liu, Ben-Rong Liu, Shuang-Wei Zhang, Zhi-ling Yu, Shi-Ming Liu. Calycosin inhibits oxidative stress-induced cardiomyocyte apoptosis via activating estrogen receptor-α/β. Bioorganic & Medicinal Chemistry Letters. 2016 Jan 1; 26 (1): 181-5.

[23] Ning-Ning Liu[#], Ren-Jie Chai[#], **Bin Liu**[#], Zhen-Hui Zhang, **Shuang-Wei Zhang**, **Jing-Zhi Zhang**, Yu-Ning Liao, Jian-Yu Cai, Xiao-Hong Xia, Ai-Qun Li, Jin-Bao Liu, Hong-Biao Huang, Shi-Ming Liu. Ubiquitin-specific protease 14 regulates cardiac hypertrophy progression

by increasing GSK-3beta phosphorylation. Biochemical and Biophysical Research Communications. 2016; 478 (3): 1236 – 1241.

[24] Shan-Shan Yin#, **Shuang-Wei Zhang**#, Guo-Yong Tong, Li-Hong Deng, Tu-Liang Liang, Jun Zhang. In vitro vasorelaxation mechanisms of Isoapiole extracted from Lemonfragrant Angelica Root on rat thoracic aorta. Journal of Ethnopharmacology. 2016 Jul 21; 188: 229 – 33.

二、中文核心期刊

[1] 谭永振，刘彬，张双伟，周尧，张竞之. 三仁汤联合美洛昔康对湿热型骨关节炎患者关节功能及血清 BMP-2、COMP 水平的干预作用 [J]. 中药材，2020（10）：2570 – 2574.

[2] 曹谦，侯雪楠，刘宇，陈泽伟，张双伟，张军. GC 法同时测定仁术脐膏中 4 种成分 [J]. 中成药，2020，42（08）：2147 – 2149.

[3] 江小梨，邓波，刘彬，张双伟，张竞之. 丹参对高血压病血瘀证血清诱导内皮功能障碍的影响 [J]. 中华中医药学刊，2019，37（03）：638 – 642.

[4] 范慧婕，谭章斌，赵晓山，梁红峰，刘彬，周迎春. 四逆散通过 MAPKs/NF-κB 途径保护脂多糖致 Raw264.7 的细胞炎症 [J]. 暨南大学学报（自然科学与医学版），2019，40（01）：10 – 18.

[5] 张竞之，邓波，江小梨，张双伟，蔡敏，刘彬. BRAF 在 10 - 姜酚抗黑色素瘤中作用的分子模拟及实验研究 [J]. 中国病理生理杂志，2018，34（12）：2166 – 2171.

[6] 邓波，江小梨，刘彬，张双伟，陈利国，张竞之. 高血压病血瘀证患者血清对内皮细胞功能及 AMPK 激活的影响 [J]. 暨南大学学报（自然科学与医学版），2018，39（03）：269 – 276.

[7] 谭永振，梁文，陈一凡，林秀娟. 老年湿热证与寒湿证膝关节炎患者血清 MMP-3、TIMP-1、TNF-α 及 IL-1β 水平的表达及意义 [J]. 中国老年学杂志，2018，38（11）：2686 – 2688.

[8] 郑艳华，吴婉婷，马红霞，李娟. 低频电针对多囊卵巢综合征大鼠卵巢组织 Bax、Bcl-2 表达的影响 [J]. 中国中西医结合杂志，2017，37（12）：1455 – 1460.

三、专利

[1] 中国发明专利：一种 Src 抑制剂及其应用（专利号：ZL201811509474.3），发明人：张竞之，刘彬，刘宁宁，邓波，江小梨.

[2] 中国发明专利：一种腺苷酸活化蛋白激酶的激动剂及其应用（专利号：ZL201811509109.2），发明人：刘彬，刘世明，张竞之，刘宁宁，邓波，江小梨.

[3] 中国实用新型专利：一种胃肠蠕动辅助装置（专利号：ZL201922191789.4），发明人：赵俊红，张竞之.

参 考 文 献

［1］《山东中草药手册》编写小组. 山东中草药手册［M］. 济南：山东人民出版社，1970.

［2］巢元方. 诸病源候论［M］. 北京：人民卫生出版社，1955.

［3］陈潮祖. 中医治法与方剂［M］. 北京：人民卫生出版社，2009.

［4］陈晶晶. 国医大师张琪治疗冠心病稳定型心绞痛经验［J］. 中国中医急症，2019，28（10）：1843-1844.

［5］陈实功. 外科正宗［M］. 北京：人民卫生出版社，2007.

［6］陈修园. 女科要旨［M］. 北京：中国中医药出版社，2007.

［7］陈言. 三因极-病证方论［M］. 北京：人民卫生出版社，1957.

［8］陈元靓. 事林广记［M］. 南京：江苏人民出版社，2011.

［9］陈自明. 妇人大全良方［M］. 太原：山西科学技术出版社，2006.

［10］崔名雯. 郑绍周教授应用补肾益气法治疗中风病经验［J］. 中医临床研究，2013，5（4）：47-48.

［11］南京中医药大学. 中药大辞典：附编［M］. 上海：上海科学技术出版社，2009.

［12］单南山，施雯. 胎产指南［M］. 北京：人民卫生出版社，1996.

［13］范薏淇，赵嫣虹. 海螵蛸的研究进展［J］. 中国民族民间医药，2016，25（4）：47-48.

［14］傅山. 傅青主女科［M］. 北京：中国医药科技出版社，2011.

［15］龚信. 古今医鉴［M］. 北京：中国医药科技出版社，2014.

［16］苟丽琼，姜媛媛，吴一超，等. 芍药有效成分与药理活性研究进展［J］. 基因组学与应用生物学，2018，37（9）：4022-4029.

［17］顾观光. 神农本草经［M］. 北京：学苑出版社，2002.

［18］广西僮族自治区卫生厅. 广西中药志：第二册［M］. 广西僮族自治区人民出版社，1963.

［19］广西壮族自治区革命委员会卫生管理服务站. 广西中草药：第二册［M］. 南宁：广西人民出版社，1970.

［20］广西壮族自治区革命委员会政治工作组卫生小组. 广西民间常用中草药手册：第一册［M］. 广西壮族自治区政治工作组卫生小组，1969.

［21］何谏. 生草药性备要［M］. 北京：中国中医药出版社，2015.

［22］何梦瑶. 医碥［M］. 北京：中国中医药出版社，2009.

［23］贺笑. 国医大师周仲瑛从瘀热辨治胸痹经验［J］. 环球中医药，2019，12（15）：796 – 797.

［24］黄宫绣. 本草求真［M］. 北京：人民卫生出版社，1987.

［25］黄元御. 玉楸药解［M］. 太原：山西科学技术出版社，2009.

［26］黄元御. 长沙药解［M］. 北京：学苑出版社，2011.

［27］纪宝玉，范崇庆，裴莉昕，等. 白花蛇舌草的化学成分及药理作用研究进展［J］. 中国实验方剂学杂志，2014，20（19）：235 – 240.

［28］贾所学. 药品化义［M］. 北京：中医古籍出版社，2012.

［29］江涵暾. 笔花医镜［M］. 北京：中国医药科技出版社，2016.

［30］姜永慧. 延胡索药理研究及临床应用进展［J］. 科技创业家，2013（10）：217.

［31］柯琴. 伤寒来苏集［M］. 北京：中国医药科技出版社，2011.

［32］柯琴. 伤寒论翼［M］. 北京：中华书局，1985.

［33］兰茂. 滇南本草［M］. 北京：中国中医药出版社，2013.

［34］李波. 白花蛇舌草的化学成分和药理作用研究进展［J］. 天津药学，2016，28（5）：75 – 78.

［35］李梴著. 医学入门［M］. 北京：中国中医药出版社，1995.

［36］李东垣. 兰室秘藏［M］. 北京：人民卫生出版社，2005.

［37］李杲. 东垣十书［M］. 北京：国家图书馆出版社，2012.

［38］李杲. 脾胃论［M］. 北京：人民军医出版社，2005.

［39］李时珍. 本草纲目［M］. 北京：商务印书馆，1954.

［40］李英霞，侯立静，严军，等．近5年国内外香附化学成分及药理作用研究新进展［J］．现代中药研究与实践，2013，27（2）：80-83．

［41］李用粹．证治汇补［M］．北京：人民卫生出版社，2006．

［42］林珮琴．类证治裁［M］．北京：人民卫生出版社，2005．

［43］刘翰，马志．《开宝本草》辑校［M］．北京：北京科学技术出版社，2019．

［44］刘若金．本草述校注［M］．北京：中医古籍出版社，2005．

［45］刘完素．河间六书［M］．太原：山西科学技术出版社，2010．

［46］刘完素．素问病机气宜保命集［M］．北京：人民卫生出版社，2005．

［47］刘一仁．医学传心录［M］．台北：文光图书有限公司，2015．

［48］龙溪专区中医研究所．闽南民间草药［M］．龙溪专区中医研究所，1949．

［49］卢多逊．开宝本草［M］．合肥：安徽科学技术出版社，1998．

［50］罗国纲．罗氏会约医镜［M］．北京：中国中医药出版社，2015．

［51］罗天益．卫生宝鉴［M］．北京：中国中医药出版社，2007．

［52］缪希雍．神农本草经疏［M］．北京：中医古籍出版社，2002．

［53］倪朱谟．本草汇言［M］．北京：中医古籍出版社，2005．

［54］潘光明．当代名老中医治疗心衰的临床经验总结［J］．中国中医急症，2010，（6）：978-980．

［55］秦伯未．谦斋医学讲稿［M］．上海：上海科学技术出版社，1964．

［56］秦昌遇．症因脉治［M］．北京：中医古籍出版社，2000．

［57］秦越人．难经［M］．北京：科学技术文献出版社，1996．

［58］泉州市泉港区中医药学会．泉港本草：第一辑［M］．福州：福建科学技术出版社，2016．

［59］冉先德．中华药海［M］．上海：东方出版社，2010．

［60］日华子．日华子本草［M］．合肥：安徽科学技术出版社，2005．

［61］沈金鳌．杂病源流犀烛［M］．北京：中国中医药出版社，

1994.

[62] 苏颂. 本草图经[M]. 合肥：安徽科学技术出版社，1994.

[63] 孙思邈. 备急千金要方[M]. 北京：中国医药科技出版社，2017.

[64] 太平惠民和剂局. 太平惠民和剂局方[M]. 北京：人民卫生出版社，2007.

[65] 唐容川. 血证论[M]. 北京：人民军医出版社，2007.

[66] 陶弘景. 名医别录[M]. 北京：人民卫生出版社，1986.

[67] 陶弘景. 名医别录彩色药图[M]. 贵阳：贵州科技出版社，2017.

[68] 万全. 万氏妇人科[M]. 武汉：湖北人民出版社，1983.

[69] 汪昂. 医方集解[M]. 北京：中国中医药出版社，1997.

[70] 汪机. 医读[M]. 北京：人民卫生出版社，2018.

[71] 汪晓蓉，邸莎，赵林华，等. 香附的临床应用及其用量探究[J]. 吉林中医药，2019，39（10）：1297-1300.

[72] 王冰. 黄帝内经[M]. 北京：中国科学技术出版社，1997.

[73] 王丹，王晶娟. 海螵蛸止血作用的现代研究进展[J]. 中医药学报，2018，46（6）：113-118.

[74] 王东阳. 张怀亮教授从风论治眩晕学术经验初探[D]. 郑州：河南中医学院，2014.

[75] 王衮. 博济方[M]. 北京：商务印书馆，1959.

[76] 王好古. 汤液本草[M]. 北京：中国医药科技出版社，2011.

[77] 王怀隐.《太平圣惠方》校注.[M]. 郑州：河南科学技术出版社，2015.

[78] 王怀隐. 太平圣惠方[M]. 北京：人民卫生出版社，1958.

[79] 王肯堂. 证治准绳[M]. 北京：中国中医药出版社，1997.

[80] 王清任. 医林改错[M]. 北京：人民卫生出版社，2005.

[81] 王庆其. 国医大师裘沛然之诊籍（六）[J]. 浙江中医杂志，2011，46（7）：492-493.

[82] 王叔和. 脉经[M]. 太原：山西科学技术出版社，2010.

[83] 王焘. 外台秘要[M]. 北京：人民卫生出版社，1955.

[84] 王雪. 浅析国医大师任继学对中风病的理论见解 [J]. 中西医结合心血管病电子杂志, 2018, 6 (34): 7-8.

[85] 魏华, 彭勇, 马国需, 等. 木香有效成分及药理作用研究进展 [J]. 中草药, 2012, 43 (3): 613-620.

[86] 吴嘉瑞. 颜正华诊疗心悸经验总结 [J]. 中国中医药信息杂志, 2012, 19 (11): 89-90.

[87] 吴昆. 医方考 [M]. 北京: 人民卫生出版社, 2007.

[88] 吴谦. 医宗金鉴 [M]. 沈阳: 辽宁科学技术出版社, 1997.

[89] 吴谦. 医宗金鉴·四诊心法要诀白话解 [M]. 北京: 人民军医出版社, 2008.

[90] 吴书曾. 介绍史传恩治疗破伤风秘方 [J]. 中医杂志, 1955.

[91] 吴仪洛. 绘图增注本草从新 [M]. 香港: 上海印书馆, 1977.

[92] 武之望. 济阴济阳纲目 [M]. 北京: 中国中医药出版社, 1996.

[93] 肖来玉. 《程门雪医案》心悸病治疗特色浅析 [J]. 江苏中医药, 2017, 49 (1): 17-18.

[94] 萧步丹. 岭南采药录 [M]. 广州: 广东科技出版社, 2018.

[95] 徐利亚. 国医大师刘志明从五脏论治慢-快综合征 [J]. 中西医结合心血管病杂志, 2017, 5 (35): 12-14..

[96] 许叔微. 普济本事方 [M]. 北京: 中国中医药出版社, 2007.

[97] 薛己. 薛氏医案 [M]. 北京: 中国医药科技出版社, 2011.

[98] 严用和. 济生方 [M]. 北京: 人民卫生出版社, 1956.

[99] 杨利. 路志正教授治疗眩晕经验撷英 [J]. 世界中西医结合杂, 2012, 7 (12): 1018-1021.

[100] 杨上善. 黄帝内经太素 [M]. 北京: 学苑出版社, 2007.

[101] 杨士瀛. 仁斋直指方论 [M]. 福州: 福建科学技术出版社, 1989.

[102] 杨倓. 杨氏家藏方 [M]. 北京: 人民卫生出版社, 1988.

[103] 叶桂. 本草经解 [M]. 上海: 上海卫生出版社, 1957.

[104] 叶橘泉. 现代实用中药 [M]. 上海: 千顷堂书局, 1953.

[105] 叶天士. 本草再新 [M]. 全国图书馆文献缩微中心, 2017.

[106] 叶天士. 临证指南医案［M］. 北京：中国中医药出版社，2008.

[107] 尹克春. 邓铁涛治疗心力衰竭经验介绍［J］. 江苏中医药，2002，23（7）：9-10.

[108] 虞抟. 医学正传［M］. 北京：人民卫生出版社，1965.

[109] 喻昌. 医门法律［M］. 北京：人民卫生出版社，2006.

[110] 张德裕. 本草正义［M］. 北京：中国中医药出版社，2015.

[111] 张介宾. 景岳全书［M］. 上海：上海科学技术出版社，1959.

[112] 张景岳. 本草正［M］. 北京：中国医药科技出版社，2017.

[113] 张景岳. 妇人规［M］. 北京：中国医药科技出版社，2017.

[114] 张山雷. 本草正义［M］. 福州：福建科学技术出版社，2006.

[115] 张锡纯. 医学衷中参西录［M］. 石家庄：河北科学技术出版社，2002.

[116] 张元素. 医学启源［M］. 北京：中国中医药出版社，2019.

[117] 张仲景. 金匮要略［M］. 北京：人民卫生出版社，2005.

[118] 张仲景. 伤寒论［M］. 北京：人民卫生出版社，2005.

[119] 张仲景. 伤寒杂病论［M］. 北京：中医古籍出版社，2018.

[120] 张子和. 儒门事亲［M］. 北京：人民卫生出版社，2005.

[121] 赵佶. 圣济总录［M］. 北京：人民卫生出版社，2013.

[122] 赵学敏. 本草纲目拾遗［M］. 北京：中医古籍出版社，2017.

[123] 甄权. 药性论［M］. 合肥：安徽科学技术出版社，2006.

[124] 郑金生. 海外回归中医善本古籍丛书：第九册［M］. 北京：人民出版社，2003.

[125] 郑钦谕. 女科心法［M］. 北京：学苑出版社，2015.

[126] 周公旦. 周礼［M］. 上海：上海古籍出版社，2008.

[127] 周海哲. 张学文教授肝热血瘀学术思想及清肝化瘀法治疗高血压病的临床研究［D］. 西安：陕西中医药大学，2018.

[128] 周玲凤. 国医大师朱良春教授治疗心悸经验［J］. 中医研究，2011，24（7）：64-65.

[129] 周小明. 名老中医刘志明辨治冠心病心绞痛经验总结与临床研究［D］. 北京：中国中医科学院，2010.

［130］周学海. 读医随笔［M］. 北京：中国中医药出版社，1997.
［131］周振武. 人身通考［M］. 北京：人民卫生出版社，1994.
［132］朱丹溪. 格致余论［M］. 北京：中国医药科技出版社，2011.
［133］朱肱. 类证活人书［M］. 北京：商务印书馆，1955.
［134］朱橚. 普濟方：第一册方脈、運气、臟腑（卷一至卷四）［M］. 北京：人民卫生出版社，1959.
［135］朱震亨. 丹溪心法［M］. 北京：人民卫生出版社，2005.
［136］庄贺. 邵念方教授论中风病治疗［J］. 四川中医，2014，32（2）：4-6.

后　　记

　　刘月婵问道杏林数十载，化裁古方，变创新法，在传承古学的基础上，勇于开拓创新，每每收到良好效果。今后学将刘师经验收集整理，终成此卷。

　　编者大多是刘月婵的学术继承人或是其广州市名中医工作室成员，他们在繁忙的工作之余，利用业余时间分析、总结、领悟刘师临证医案。其中，肺系疾病学术思想、特色用药及临证医案各章节内容主要由张竞之编写，心系疾病各章节内容主要由张双伟编写，脾胃疾病各章节内容由刘彬编写，妇科疾病各章节内容主要由张洁编写，肿瘤疾病各章节内容由曹明满编写，皮肤疾病各章节内容由谭永振编写。

　　此书是刘月婵对祖国医学学术理论的理解和主要临证心得，可供杏林中人借鉴参考。编者由于水平有限，未必能全面理解刘师学术思想和临证诊要，书中遗缺、错误在所难免，敬请读者批评指正。